quietinho
feito um sapo

CB058134

quietinho feito um sapo
exercícios de meditação
para crianças (e seus pais)

eline snel

Tradução de
Fabienne W. Mercês

Rocco

Título original
STILZITTEN
ALS EEN KIKKER
Mindfulness voor kinderen (5-12 yaar) en hun ouders

Originalmente publicado na Holanda, em 2010, por Uitgeverij Ten Have

Copyright © 2010/2012 *by* Uitgeverij Ten Have
www.uitgeverijtenhave.nl

Todos os direitos reservados. Nenhuma parte desta obra pode ser reproduzida, ou transmitida por qualquer forma ou meio eletrônico ou mecânico, inclusive fotocópia, gravação ou sistema de armazenagem e recuperação de informação, sem a permissão escrita do editor.

Ilustração página 6: Mirjam Roest
Ilustrações miolo (páginas 33, 76, 77 e 92) e capa: Anna Cunha

Direitos para a língua portuguesa reservados
com exclusividade para o Brasil à
EDITORA ROCCO LTDA.
Rua Evaristo da Veiga, 65 – 11º andar
Passeio Corporate – Torre 1
20031-040 – Rio de Janeiro – RJ
Tel.: (21) 3525-2000 – Fax: (21) 3525-2001
rocco@rocco.com.br | www.rocco.com.br

Printed in Brazil/Impresso no Brasil

Editoração
FA Studio

CIP-Brasil. Catalogação na Publicação.
Sindicato Nacional dos Editores de Livros, RJ.

S65q	Snel, Eline
	Quietinho feito um sapo : exercícios de meditação para crianças (e seus pais) / Eline Snel; ; ilustração Anna Cunha ; tradução Fabienne W. Mercês. – 1. ed. – Rio de Janeiro : Rocco, 2022.
	il.
	Tradução de: Stilzitten als een kikker mindfulness voor kinderen (5-12 yaar) en hun ouders
	ISBN 978-65-5532-266-8
	1. Meditação. 2. Mente e corpo. 3. Psicologia infantil. I. Cunha, Anna. II. Mercês, Fabienne W. III. Título.
22-77873	CDD: 158.128
	CDU: 159.947

Gabriela Faray Ferreira Lopes – Bibliotecária – CRB-7/6643

Impressão e Acabamento:
LIS GRÁFICA E EDITORA LTDA.

O texto deste livro obedece às normas
do Acordo Ortográfico da Língua Portuguesa

*Para ser capaz de amar, você precisa estar
em paz consigo mesmo.*

Quero agradecer a meu marido, Henk, e a nossos filhos,
Hans, Anne Marlijn, Koen e Rik,
por sua profunda necessidade de amar, aceitar, consolar
e motivar a si mesmos e os outros a cada oportunidade.

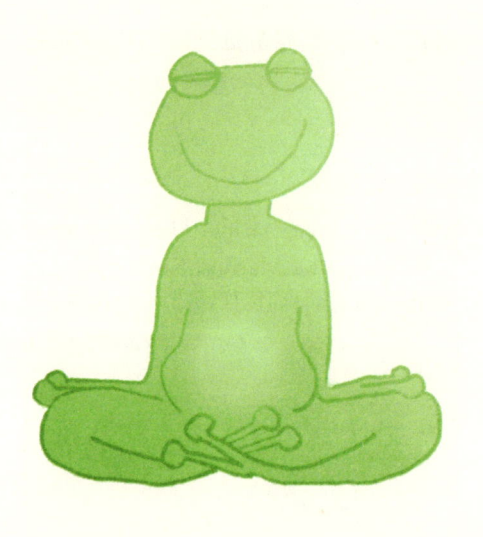

SUMÁRIO

Prefácio por Jon Kabat-Zinn 9

1. Mindfulness: Introdução 19
2. Pais mais atentos 29
3. A atenção começa com a respiração 39
4. Treinando seu músculo da atenção 49
5. Saindo da cabeça para o corpo 59
6. Controlando a tempestade interior 73
7. Lidando com emoções difíceis 81
8. A esteira rolante das preocupações 93
9. Ser gentil faz bem 103
10. Paciência, confiança e saber deixar pra lá 113

Agradecimentos 124
Bibliografia 126
Sobre a autora 127
Exercícios 128

PREFÁCIO

Tomei conhecimento de *Quietinho feito um sapo* quando passeava por uma grande livraria, no centro de Amsterdã, em abril de 2011. Joke Hellemanns, professor holandês de meditação para redução de estresse e um fã do método, foi quem o apontou para mim. Uma grande pilha de livros fazia parte de um display dedicado ao tema da meditação — algo que seria inconcebível há alguns anos, em uma livraria de renome. Esse grande display em destaque era, em si mesmo, a evidência de que estamos vivendo uma nova era onde meditação, aprendizagem e treino estão rapidamente tornando-se parte integral do cenário da vida. O livro de Eline Snel, e seu trabalho com crianças na Holanda, faz parte de um movimento muito maior, que surgiu nos últimos dez anos, em muitos países, dedicado a introduzir a aprendizagem da meditação nas escolas. Minha primeira impressão sobre o livro de Eline foi que ela era pioneira numa abordagem bem direta, criativa e acessível.

A prática da meditação em qualquer idade é tanto simples quanto profunda. Envolve, acima de tudo, *aprendizado* — o desenvolvimento de uma consciência de si mesmo, e uma consciência maior ainda dos outros e do mundo, bem como aprender a colher os benefícios generosos desta consciência, tanto interna quanto externamente. A aplicação de um ensinamento como este não tem limites. Não há como determinar qual conhecimento específico nossas crianças irão priorizar daqui a dez ou vinte anos, ou mesmo daqui a cinco anos, porque o mundo e o trabalho que elas farão serão certamente diferentes do nosso. Mas o que podemos dizer é que elas terão que saber como prestar atenção, como focar e se concentrar, como escutar e como aprender, e como ter um relacionamento sábio consigo mesmas — e com os outros — que englobe seus pensamentos e emoções. Como vocês verão, essa habilidade, essa maneira de aprender e incorporar conhecimento, é o ponto vital da meditação.

Meditação é uma capacidade inata que é explorada, desenvolvida e aprofundada através da prática. Ela inclui o *cultivo*, do mesmo modo que plantamos e regamos sementes, e o mesmo cuidado que temos com elas quando lançam sua primeira raiz e crescem no nosso coração, florescendo e, depois, frutificando de maneiras criativas, interessantes e úteis. Tudo começa com a atenção e com o estar no presente. Quando a chamada é lida a cada dia, na sala de aula, as crianças respondem "presente". Algumas vezes é apenas o corpo que está presente ali. Meditação tem a ver com aprender a estar completamente presente. E é este o tema deste livro e dos exercícios de meditação que o acompanham.

Quietinho feito um sapo apresenta os princípios da meditação para crianças de uma maneira fácil e divertida. Este livro leva a criança a cultivar a presença: presença da mente; presença do coração e a presença do corpo. A presença acontece quando estamos atentos, quando estamos em contato com a nossa experiência. Esse tipo de atenção é desenvolvida e aprofundada ao determinarmos o que é mais relevante e mais importante a cada instante. É algo que todos somos capazes de fazer, mas que nem sempre fazemos conscientemente. Requer foco e concentração. Por que *não* começar cedo a treinar tal capacidade? O mundo de hoje é tão complexo e acelerado que saber como se ancorar no momento presente é absolutamente essencial para entender o mundo e continuar aprendendo, crescendo e dando sua contribuição individual e única a cada dia.

Apesar do cultivo da atenção e consciência ser chamado de *meditação*, é importante entender que poderia igualmente ter o nome de *alguma coisa relacionada ao coração* — pois não se trata apenas de algo relacionado à mente e ao conhecimento, mas a nós, como um todo, e às nossas múltiplas inteligências e maneiras de ser e aprender, inclusive com a experiência da bondade em relação a si mesmo e aos outros. Qualquer que seja o nome que queiramos dar a isso, estudos de medicina e neurociência demostram que meditação é uma habilidade crítica que pode desencadear consequências profundas na saúde física e mental. Ela dá sustentação e aumenta a capacidade de aprendizagem, a inteligência emocional e o bem-estar como um todo no decorrer da vida. *Quietinho feito um sapo* é uma ótima maneira de ensinar os pais sobre meditação e como partilhar isso com seus filhos. Um dos meus exercícios favoritos, dentre tantos, é "A sua previsão de tempo interior".

Antes, esse tipo de treinamento para a mente e o coração não estava disponível para crianças. Agora está sendo trazido para as escolas e integrado na rotina e no currículo escolares. Os pais vêm cada vez mais se interessando por aprender meditação, tanto para si mesmos como para apresentá-la aos filhos e, assim, ajudá-los a se preparar melhor para o que enfrentarão na escola e na vida. Então, querer ajudar seus filhos a conhecer a meditação é um impulso valioso (desde que você não exagere e imponha isso a eles, levado pelas próprias expectativas e entusiasmo). É natural que nós, os pais, queiramos que nossas crianças se beneficiem dos exercícios, que treinem a atenção e o equilíbrio emocional. Mas entusiasmo em demasia, ou uma expectativa muito alta quanto aos resultados, pode fazer o tiro sair pela culatra, empurrando as crianças para uma rejeição à meditação. E, pior, pressão deste tipo não se alinha com a essência do pensamento aberto do exercício de meditação.

É aí que a experiência e meditação de Eline Snel entram em cena. Ela tem um talento especial para usar o tom certo quando se trata de falar com crianças sobre esses assuntos. Sua abordagem tem um adorável tom de brincadeira, tanto para as crianças menores quanto para os pré-adolescentes. Ao mesmo tempo que ela trabalha com algumas das mais sérias preocupações infantis, ajudando a encontrar maneiras criativas de aceitar e trabalhar os pensamentos e emoções da garotada, ela ensina a enfrentar os desafios que são uma parte tão significativa de suas infâncias. Devido a sua leveza e olhar profundamente sincero, *Quietinho feito um sapo* torna o cultivo da meditação algo parecido com um jogo, uma experiência, não uma tarefa.

Se os exercícios de meditação apresentados aqui forem encarados com o espírito da aventura e experimentação corretos, eles têm o potencial de se transformar em um benefício tanto para os pais quanto para os filhos. E é difícil *não* encará-los desta maneira, porque o tom de satisfação emana de cada página, como reflexo da

PREFÁCIO

compaixão da própria Eline, mãe e avó, por crianças e pelos estressantes desafios, múltiplos e complexos, que elas têm que enfrentar na idade escolar. Este livro, e os exercícios em que ele encoraja pais e filhos a explorarem juntos, ajuda a lidar com o estresse e estimular o desenvolvimento de habilidades, podendo se tornar um recurso interior rico para crianças em processo de se tornar adolescentes e adultas.

Sabemos sobre os efeitos nocivos do estresse no cérebro em desenvolvimento. Dado o estresse que nossos jovens sofrem em sociedade, meditação não é uma cadeira opcional para melhorar o ambiente de aprendizagem e promover o relaxamento. É essencial para otimizar o aprendizado e o equilíbrio emocional, e para proteger o cérebro em desenvolvimento dos jovens.

Em adultos, a prática da meditação tem demonstrado efeitos positivos em importantes regiões do cérebro relacionadas ao funcionamento motor, inclusive no controle e na tomada de decisão, na escolha do ponto de vista, no aprendizado e na memória, no controle de emoções e no sentimento de pertencimento do próprio corpo. Sob estresse intenso e ininterrupto, todas as funções cerebrais rapidamente se degeneram. Isso pode dificultar o aprendizado, as decisões sábias e o desenvolvimento da inteligência emocional, para não falar na autoconfiança e na capacidade de se ligar a outras pessoas. Com a meditação, essas capacidades são fortificadas.

Há evidência crescente de que isso seja mais relevante em crianças, cujo sistema nervoso e cérebro ainda estão em desenvolvimento e são ainda mais sensíveis aos efeitos negativos do estresse.

Crianças, é claro, são naturalmente focadas, no sentido que vivem o presente e não estão muito preocupadas com o passado ou o futuro. A coisa mais importante a fazer é não matar a sua qualidade inata de abertura e presença, mas reforçá-las e incentivá-las a que continuem se desenvolvendo. Há uma crescente comprovação científica que a meditação pode ser bem valiosa para crianças em idade escolar, a começar pela pré-escola. Exercícios simples, do tipo dos ensinados aqui, podem ajudar crianças a desenvolver e a melhorar habilidades mencionadas anteriormente, além de incentivar comportamentos sociais como bondade, compaixão e empatia.

Como a meditação lida com a atenção e consciência que se eleva a partir da observação intencional do presente, sem emissão de juízo de valor, ela é fundamentalmente universal. Não pertence a nenhuma cultura, tradição ou religião. Por esta razão, e especialmente com base nas crescentes provas de sua eficácia em diferentes áreas, cada vez mais professores estão buscando a prática da meditação. Com o apoio de lideranças e administradores escolares visionários, esses mestres estão encabeçando o movimento crescente para incluir a meditação, da pré-escola ao sexto ano, em vários países. Em paralelo a estes acontecimentos, há um movimento crescente para animar os pais a incorporar mais meditação na sua paternidade ou maternidade. Ambos os movimentos estão sendo estudados, e os resultados preliminares das pesquisas são impressionantes.

Aprender a usar a meditação e aplicá-la a todos os aspectos da vida pessoal, conforme a necessidade, é semelhante a aprender a afinar um instrumento antes de aprender a tocá-lo. Orquestras e músicos dedicam tempo para afinar seus instrumentos e sintonizá-los com os demais. Por que nós não deveríamos afinar nossos instrumentos antes de aprender a tocá-los? Por que não os afinar antes e durante o período escolar, todos os dias? O que poderia ser mais importante e básico do que isso? O que poderia ser mais importante do que aprender e praticar a atenção plena, como estar em paz consigo mesmo, com seus pensamentos, emoções e corpo? O que poderia ser mais importante do que aprender e exercitar a bondade consigo mesmo e os outros? Não é isso o que mais desejamos que nossos filhos aprendam? Pois bem, esses são exatamente os benefícios que podem advir deste livro e destes exercícios.

Com isso em mente, eu sugiro aos pais lerem este livro e praticarem vários dos exercícios para entenderem o conceito e a proposta que Eline oferece. Depois, verifiquem se um ou mais de seus filhos se mostraram interessados em "brincar" e explorar o conteúdo apresentado, usando os exercícios adequados a cada faixa etária. Veja então o que acontece. Como já falamos, a delicadeza é essencial. Tudo o que você não quer é transformar a prática da meditação em mais pressão sobre seu filho. Em vez disso, aproveite a oportunidade de seu filho beber e conhecer o que há de mais profundo, melhor e único nele ou nela, e desenvolver tais qualidades em uma atmosfera receptiva e bondosa.

Que este livro encontre o caminho das mãos dos pais e crianças que possam dele usufruir. E que ele possa trazer a descoberta de si mesmo, a aceitação da mente e do corpo e a sensação de bem-estar e pertencimento.

Jon Kabat-Zinn
Lexington, Massachusetts
14 de abril de 2013

1
MINDFULNESS: INTRODUÇÃO

Aos cinco anos minha filha tinha problemas para dormir. Apesar de sua pouca idade ela costumava me perguntar: "Quando seu corpo quer dormir, mas a sua cabeça não, como se faz para ter sono?"

Algumas vezes ela ficava acordada até às dez da noite. Logo, logo ficava exausta. E eu também. Ela não parava quieta na cama, acordada por todos os pensamentos malucos que ficavam rodando em sua cabeça: sobre o Tim, que não queria mais brincar com ela; sobre o peixinho dourado boiando de barriga para cima no seu aquário; sobre alguém embaixo da cama que certamente iria matá-la. Exercícios de relaxamento, histórias, banho quente, uma ordem irritada para "ir dormir como todo mundo" — nada funcionava. Foi quando percebi que, se ela prestasse menos atenção aos pensamentos preocupantes que pipocavam sem parar em sua cabeça e lentamente desviasse a atenção da cabeça para a barriga, ela conseguia, com o tempo, se acalmar. Em sua barriga não havia pensamentos, apenas sua respiração, que a fazia se mover para cima e para baixo, lentamente, em expansão e retração. Um movimento suave. Um movimento sedante. Um movimento que lentamente a fazia adormecer.

Minha filha agora tem 21 anos, mas ainda pratica esse exercício. Apesar de simples, ele realmente desloca sua atenção da cabeça para a barriga — onde seus pensamentos não podem alcançá-la, onde tudo é silencioso e calmo.

Mindfulness — ou atenção plena e amorosa — é benéfica não apenas para crianças. Pais também gostam de ter uma maneira de se libertar de seu ininterrupto fluxo de consciência. Pensamentos nunca param. Tudo o que você pode fazer é deixar de reagir a eles, de prestar atenção a eles.

Este foi o primeiro exercício de meditação que minha filha e eu fizemos juntas. O primeiro de muitos. Crianças gostam de fazer o exercício antes de dormir.

EXERCÍCIO 11, "DURMA BEM"

(Este e os demais exercícios deste livro estão disponíveis em: www.rocco.com.br/especial/quietinho-feito-um-sapo)

O que é Mindfulness?

Mindfulness não é nada além da concentração no momento presente, ou atenção plena, com a mente aberta e disposta a entender o que acontece em volta e dentro de você.

Significa viver no presente (o que difere do ato de *pensar* no presente) sem fazer juízo, ignorando tudo, e não se deixando levar pelas pressões do dia a dia.

Quando você está presente ao acordar, ou durante as compras de mercado, ou olhando o sorriso doce de seu filho, ou lidando com os conflitos maiores ou menores do seu dia, sua mente não está divagando, ela está bem ali. Você se poupa, porque está atento ao que acontece *enquanto* acontece. Este estado mental, em que é possível estar presente e tranquilo, muda o seu comportamento e sua atitude, em relação a você mesmo e seus filhos.

Mindfulness, ou atenção plena, é sentir o sol na pele, sentir as lágrimas salgadas rolarem por seu rosto, sentir uma onda de insatisfação no seu corpo. Mindfulness é experimentar tanto a alegria quanto a tristeza, quando e onde elas aconteçam, sem ter que fazer nada a respeito, reagir ou emitir opinião. Mindfulness é dirigir sua atenção amorosa para o aqui e agora, o tempo todo. Mas a prática de Mindfulness exige algum esforço e intencionalidade.

Por que usar Mindfulness com crianças?

Mindfulness para crianças vai ao encontro de uma necessidade crescente de pais e crianças encontrarem tranquilidade física e mental, em tempos tão exigentes. Mas apenas tranquilidade não basta. É necessária também a atenção.

Há vários anos desenvolvi um programa de treinamento para Mindfulness para crianças em idade escolar.

O programa, chamado "Mindfulness é importante", era baseado no treinamento de oito semanas proposto por Jon Kabat-Zinn para adultos. Trezentas crianças e doze professores de cinco escolas participaram do programa-piloto de oito semanas. Eles tinham uma sessão de trinta minutos para a prática de Mindfulness e dez minutos diários para trabalhar no que tinham aprendido. As sessões de dez minutos diários foram feitas ao longo de um ano. Tanto os estudantes, quanto os professores, reagiram com entusiasmo e notaram mudanças positivas, como uma atmosfera mais pacífica na sala de aula, uma maior concentração e uma disponibilidade mais ampla. As crianças se tornaram mais gentis umas com as outras, mais confiantes e menos propícias a julgar os demais.

Crianças são curiosas e inquietas por natureza. Estão interessadas em aprender coisas, tendem a viver no presente e podem ser extremamente atentas. Mas tal qual um adulto, crianças frequentemente estão ocupadas demais. Ficam cansadas, são facilmente distraídas e inquietas. Muitas crianças têm coisas demais para fazer e tempo de menos para apenas "ser". Elas crescem rapidamente. Às vezes têm que equilibrar muitos pratos ao mesmo tempo: social e emocionalmente, em casa e na escola. Acrescente-se a isso tudo o que têm que aprender e decorar, e logo temos em mãos excesso de tarefas. Elas parecem estar ligadas na tomada o tempo todo, mas onde ficaria o botão de "pausa"?

Ao praticar a concentração no presente e a consciência, as crianças aprendem a fazer uma breve pausa, a tomar fôlego, percebendo o que precisam naquele instante. Isso permite que saiam do piloto automático, identifiquem seus impulsos e aprendam que nem tudo na vida é bom e legal. Elas aprendem a prestar atenção — de uma forma amorosa — a tudo que fazem. E também a não esconder nada e a buscar o entendimento de seu mundo interior assim como o dos outros que as cercam.

Por vivenciar qualidades como atenção, paciência, confiança e aceitação muito cedo na vida, seus filhos estarão bem enraizados no aqui e agora, com pouca idade, e, como mudas de plantinhas, terão muito espaço para crescer e ser eles mesmos.

Quais crianças aproveitam os exercícios Mindfulness?

Os exercícios Mindfulness são adequados para todas as crianças com pelo menos cinco anos, que queiram acalmar o rodamoinho de pensamentos em sua cabeça, aprender a sentir e entender suas emoções e melhorar sua concentração. Também atendem a crianças que têm baixa autoestima e que precisem se assegurar que não há problema algum em serem elas mesmas. Muitas crianças são extremamente inseguras, preocupadas quanto ao seu desempenho ou se são descoladas o suficiente. Elas se preocupam e têm que lidar com a imagem distorcida de si mesmas, quer chamem ou não a atenção, quer tentem ou não agradar aos outros ou serem egoístas, por sofrerem bullying ou serem valentonas. De um modo ou outro, acabam presas a padrões de comportamento que não lhes servem.

Os exercícios também são adequados a crianças diagnosticadas com dislexia e autismo. É claro que os exercícios não curam os transtornos, mas a maioria das crianças curte os exercícios e se beneficia deles. Mindfulness não é um tipo de terapia, mas pode ser terapêutico por propor uma maneira diferente de lidar com problemas bem reais, como uma tempestade emocional ou a compulsão de agir a cada impulso ou pensamento.

Para começar

No final deste livro você encontrará o caminho para alguns exercícios básicos de Mindfulness; eles são claros e fáceis, então, se quiser, você pode começar por eles. Apesar de serem baseados em exercícios práticos de Mindfulness para adultos, desenvolvi exercícios especialmente para as crianças e seus pais. Juntos, eles são o coração do aprendizado para se conseguir ser mais centrado no presente e em diferentes momentos durante o dia. O livro cria o espaço para os exercícios e ajuda a consolidar a prática de Mindfulness. Os exercícios para download são todos indicados pelo seguinte símbolo: 🔊

Você pode fazer os exercícios com seu filho ou filhos. Algumas crianças gostam de fazer os exercícios sozinhas, e muitos pais gostam de fazê-los quando estão a sós. Todos os exercícios se prestam a essas diferentes situações. Você pode fazê-los sentado numa cadeira, num sofá ou deitado na cama.

Além dos exercícios para download, há, no livro, exercícios que você e seu filho podem fazer juntos. Você pode ler em voz alta o texto ou usar as próprias palavras enquanto seu filho faz o exercício. Ambos os métodos são eficazes.

Cada capítulo oferece, também, sugestões que podem ser postas em prática a qualquer momento do dia: enquanto você lava os pratos, quando faz compras no supermercado, durante ou depois do jantar. Estão intitulados *Como fazer isso em casa* e podem prover vislumbres do próprio mundo interior ou o de seus filhos.

Como usar os exercícios

Faça os exercícios com regularidade. A prática leva à perfeição. Isto se aplica à concentração, mas a todo o resto, também. A prática regular melhorará sua habilidade. Defina os horários em que se exercitará (talvez algumas vezes por semana). Muitas crianças adotam os exercícios de imediato, enquanto outras podem oferecer certa resistência, achando que são chatos e estranhos. Com estas crianças, você talvez queira pedir para que experimentem repetir o exercício por cinco vezes e aí, sim, digam o que acharam da experiência.

Não force. Tente adotar uma atitude relaxada e brincalhona e se divirta. Se a criança oferecer resistência tente outra vez em outra oportunidade.

A prática constante é benéfica. A sua vivência dos exercícios muda a cada vez que você os faz, e cada momento é uma novidade. Recomendo que repita os exercícios de forma regular para aproveitar o máximo que eles podem lhe oferecer. É uma aventura de descobrimento.

Seja paciente.

Exercícios de Mindfulness exigem muita prática sem que o foco seja o resultado. É como aprender um outro idioma ou tocar um instrumento. Uma lagarta não vira uma borboleta da noite para o dia.

Demonstre apreciação quando seu filho estiver fazendo o exercício. Seu apoio é essencial. Todos nós nos empenhamos mais se formos incentivados.

Pergunte o que eles acharam das experiências. Você pode pedir a seus filhos que descrevam o que sentiram após terminar o exercício. As experiências não estão certas ou erradas. Estão enraizadas no momento de sua realização. A maioria das crianças gosta de falar sobre o que sentiram. Se elas não quiserem, no entanto, não há problema algum.

2
PAIS MAIS ATENTOS

A maioria dos pais presta atenção em seus filhos. Mesmo assim, todos os pais se reconhecem em frases como "Papai, você não está me escutando!" ou "Mamãe, eu já te disse isso mil vezes". Não é incomum você perceber que está reagindo de forma exagerada a algo que seu filho acaba de dizer. As palavras raivosas saem antes mesmo que possamos evitar. Ou, é ou não é comum, que você se pegue achando que pode resumir tudo a um "Não, é não, e pronto"?

Quer saber como é possível que um pai ou mãe reaja de forma mais raivosa, ou menos amistosa, ou desproporcional ao que pretendia?

Todos nós trazemos padrões ultrapassados de nossa própria infância. Alguma mágoa passada pode macular nossa reação ao filho de treze anos, quando ele diz que vai voltar para casa quando tiver vontade e acha a nossa resposta risivelmente antiquada: "Todos os meus amigos decidem por quanto tempo vão ficar fora." Algum medo antigo pode impedir que digamos claramente o que pensamos dessa ou daquela situação. É claro que não existe uma receita fácil e milagrosa para ser um pai mais centrado. Mas nós temos ingredientes à nossa disposição que, tradicionalmente, resultam em mútuo respeito e afeição. Os mais conhecidos são: amizade, compreensão, abertura e aceitação. O carinho, na forma de um abraço rápido, por exemplo, é sempre um bom ingrediente.

Você não pode parar as ondas

Você não pode controlar o mar. Você não pode parar as ondas, mas pode aprender a surfar. Está é a ideia central na prática do Mindfulness. Pessoas têm problemas. Assim é a vida. Todos experimentamos tristeza e pressão, e sempre existem coisas com as quais temos simplesmente que lidar.

Quando você está totalmente centrado no presente, em uma das situações que a vida lhe propõe, simplesmente desejando que elas não estejam acontecendo, é tranquilo perceber o que é necessário. Quando você se concentra e vê as "ondas" como elas realmente são, é possível fazer escolhas melhores e agir em conformidade. É possível tomar consciência de sua irritação assim que ela desponta em sua mente. E uma vez que você esteja consciente que está ficando sem paciência, ou que está tentado bater em alguém, você faz uma escolha. Como estar menos propenso a se deixar levar pelas próprias emoções ou as de outra pessoa. Você pode parar, esperar, respirar fundo; olhar para a situação e perceber o que está sentindo, pensando ou querendo fazer. Você se torna consciente do que fustiga as ondas, consciente de sua tendência a reagir automaticamente, e talvez descubra que está menos preocupado com a forma que as ondas "deveriam ter tido".

"O botão de pausa" (exercício 5) pode ajudar. Crianças e pais podem se beneficiar de uma pausa para respirar, uma que seja longa o suficiente para evitar respostas automáticas.

Dan é pai de duas crianças extremamente agitadas. Ele tende a reagir com raiva quando seus filhos começam a gritar e fazer birra porque não podem fazer as coisas como querem.

"Posso ficar furioso com o mais velho quando ele interrompe mais um telefonema importante para pedir balas. E me sinto da mesma forma com o mais novo quando corro para buscá-lo na escola e ele me diz: 'Não vou com você. Vou para casa do John!'

> *Quando isso acontece, não consigo controlar minha raiva. Ela toma conta de mim. Em segundos estamos às turras. Eu levanto a voz, pego ele pelo braço e o mando fazer o que eu quero. E percebo que isso não faz a menor diferença. E eu me sinto envergonhado pelo meu comportamento, porque gostaria de dar o bom exemplo. Mas não consigo. Isso nos desgasta."*

Aprendendo a surfar

O passo mais importante para aprender a surfar é parar e observar. Parar e olhar de perto uma situação nos capacita a reagir de forma diferente a circunstâncias difíceis. Sua resposta então poderá ser menos carregada de frustração ou de comportamento automático e poderá ser mais suave e compreensiva. Você pode começar a perceber que não é a situação que está causando o problema, mas a sua reação a ela. Dan, por exemplo, que agora se beneficia do botão de pausa, diz:

> *"Ainda fico com raiva algumas vezes, frequentemente pelas mesmas razões. Mas aprendi a não reagir imediata e automaticamente. Sei que tenho um pavio curto, e aceito isso, por isso respiro fundo algumas vezes antes de fazer ou dizer qualquer coisa. Faz uma enorme diferença."*

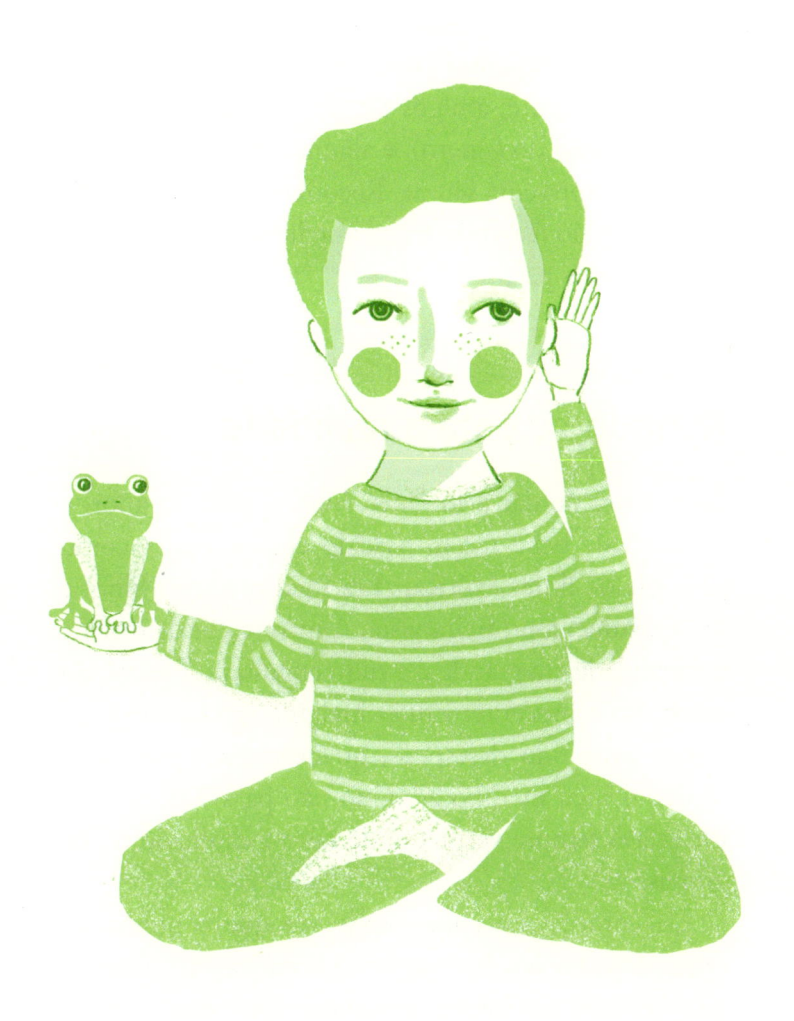

Surfar não é um esporte fácil. Você não pode fazer as ondas serem menores ou maiores. Elas vêm e vão no próprio ritmo: algumas vezes são grandes, outras são menores. Algumas vezes vêm uma atrás da outra (uma mãe doente, amigos divorciados, demissão iminente, e coisas do gênero), e algumas vezes a superfície da água se apresenta serena. Reconhecendo as ondas da sua vida e não reagindo a elas imediatamente, você encontrará mais paz.

Abrindo-se para a realidade

Eu acabara de dar à luz meu filho. Tinha 25 anos, e o cheiro de bebê recém-nascido enchia a casa como perfume de flores exóticas. Era meu primeiro filho, e me apaixonei à primeira vista. A nuvem cor de rosa da maternidade era grande e a tudo engolfava. Ele era tão bonzinho e inocente. Então imagine minha surpresa, e meu profundo desespero, quando desde o primeiro dia, o meu menino adorado não parava de chorar. Ele estava sempre vermelho de raiva e molhado de lágrimas.

Ele começava a chorar toda vez que o punha na cama. O som era incessante. Minha raiva e frustração cresciam na mesma proporção dos sons que ele fazia. Custou-me cada grama de paciência e atenção que pude reunir para resistir à vontade de ralhar com ele por total impotência. Não queria que isto estivesse acontecendo. Queria gritar "Pare com isso!".

O choro prolongado, o fato de não ter um minuto de paz e a conclusão de que não era uma boa mãe — por que outra razão ele estaria chorando assim? —, frequentemente me levaram à distração. E foi só quando abri a porta para a minha exaustão e minhas muitas dúvidas — "todo mundo consegue dar conta disso, menos eu" — que comecei a aceitar que eu tinha simplesmente um bebê com cólicas, e mudei de atitude.

Pude finalmente me abrir para a realidade: um bebê em lágrimas e eu, sua pálida e desgastada jovem mãe, às portas da exaustão. Não pude deixar de aceitar que a nuvem cor-de-rosa e o conceito da mãe perfeita eram ilusão. Maternidade era trabalho duro, pouco sono, e amamentar era uma luta. Eu era bem mais insegura do que achei que seria. E o comportamento do meu bebê não era nada parecido com os modelos perfeitos das revistas para pais que eu lia.

Quando entendi e aceitei tudo isso, senti um enorme peso sair dos meus ombros. Parei de resistir ao que acontecia e compreendi o que era: meu bebê chorão precisava de amor tanto quanto qualquer outro bebê chorão. Eu passava o nariz na sua pele macia e sentia seu coração bater contra o meu. Apaixonei-me por ele novamente e passei a tolerar melhor o seu choro. Às vezes eu o ninava por horas — a pele dele em contato com a minha, num balanço suave — até que o choro cedesse ou eventualmente parasse.

Relaxe, respire, se entregue, e não resista.

Uma enfermeira sábia me ensinou a descansar quando ninasse o bebe, amamentar quando comesse, tirar tempo para mim mesma e parar de resistir ao que estava acontecendo. "Se curve ao vento", aconselhou-me, "como um broto de bambu." Isso me acalmou, de verdade. Permitiu-me centrar no presente, com a criança que eu tanto amava.

A última coisa que consegui mudar foram as minhas ideias sobre que tipo de mãe deveria ser ou que tipo de criança meu filho deveria ter sido. Decidi que me esforçaria para ser simplesmente mãe, custasse o que custasse, incluindo os altos e baixos. Consciente e curiosa, enfrentei as frequentes surpresas e fui pondo de lado a minha tendência a julgar. Já não esperava que as coisas fossem diferentes, e isso marcou o início de um longo e amoroso relacionamento onde espaço, respeito, humor e abertura desabrocharam e cresceram como duas árvores robustas, ambas se permitindo bastante luz solar.

E olhe para meu filho hoje! Ele é uma pessoa maravilhosa e, a seu turno, um pai.

Presença, Compreensão e Aceitação

Há três qualidades fundamentais a inspirar um efeito relaxante sobre a árdua tarefa de ser pai: presença, compreensão e aceitação. Para com você mesmo e para com seu filho. Estas qualidades permitem que você veja a si mesmo e a seu filho de uma forma aberta. É isto que permite inspirar em seu filho uma autoconfiança duradoura, um porto seguro para onde vocês possam voltar sempre, não importa o que aconteça.

A *presença* permite isso mesmo, que você esteja simplesmente presente — vivendo o momento. Com suas emoções e pensamentos, abertos, curiosos e sem opinião formada. Presente: com aquela mãozinha na sua. Presente naquela birra. Presente na corrida diária para chegar à escola. Presente em todos aqueles momentos de felicidade, infelicidade, rotina e tudo o que possa existir entre eles. Quanto mais presente você está, menos você perde. Isso nunca é uma questão a ser analisada a partir de um prisma de bom ou ruim. Estar totalmente presente é o bastante.

Compreensão é o que faz você se relacionar melhor com seus filhos e ser capaz de se colocar no lugar deles, especialmente quando as coisas tomam um rumo inesperado. Interesse genuíno no que está acontecendo no mundo interior de seu filho no momento pode lhe dar uma perspectiva inusitada. O que está acontecendo dentro dele agora? O que ele ou ela está pensando neste momento? Compreensão é ver as coisas do ponto de vista do seu filho. Também tem a ver com se distanciar e avaliar o que seu filho pode precisar de você.

Aceitação é a vontade interior de reconhecer as emoções e pensamentos de seu filho da mesma forma que você faz com os seus, sem querer mudá-los ou manipulá-los, e sem rejeitar ou excluir nenhum aspecto seu ou de seu filho. Aceitação de todos aqueles momentos em que eles deixam de corresponder às nossas expectativas, quando gritam e deveriam ficar quietos, quando esquecem de agradecer à avó pelo lindo presente, parecem ingratos, ou acreditam que você é grossa. Mas também tem a ver com aceitar todos aqueles momentos que você não está presente ou não é gentil, quando não tem a paciência de um santo e está longe de ser o pai ou a mãe ideal.

Aceitação não é o mesmo que "aguentar tudo". Bem ao contrário, é o entendimento profundo de que como pai ou mãe você não precisa ter opinião formada a respeito de emoções, pensamentos e ações suas ou de seu filho. Aceitação nasce do entendimento interior de que você e seus filhos não precisam brigar. Mesmo o amor incondicional e duradouro tem seus altos e baixos. Praticar a aceitação proporcionará inúmeras oportunidades de abrir o coração e receber de braços abertos *tudo* que aparecer, e ela o fará funcionar tão conscientemente quanto puder.

3
A ATENÇÃO COMEÇA COM A RESPIRAÇÃO

Estar consciente de que você respira é uma habilidade poderosa. Ao levar toda a sua atenção para a respiração, no momento em que você respira, você se traz para o presente. Não o ontem ou o amanhã, mas o aqui e agora. E o agora é o momento que importa.

Você não pode esquecer, largar ou abandonar sua respiração. Você respirará enquanto viver. Você está respirando agora. Consegue sentir isso? Sua respiração pode revelar muitas coisas. Pode revelar se você está tenso, calmo, inquieto; se está prendendo sua respiração ou deixando-a fluir livremente.

Tão logo começar a observar o ritmo de sua respiração, você ficará mais consciente de seu mundo interior, mais atento ao aqui e agora. É também o primeiro passo para desenvolver a concentração.

Os benefícios da atenção para a respiração

Minha filha tinha doze anos e costumava ficar chateada quando eu a orientava: "concentre-se". "Mas eu não sei como", berrava, frustrada. "Não posso fazer provas! Não consigo me concentrar, e você sabe disso. Vou sair da escola! Para sempre."

Frustrada e com raiva porque estava continuamente distraída, não conseguia se concentrar de jeito algum. Ela atirava seus livros didáticos por toda a sala. Sua reação ao caos em sua cabeça provocava emoções igualmente fortes em nós, seus pais. Confrontados com tanta violência verbal, eu sentia que havia fracassado no meu papel de mãe.

Também me sentia cansada e manipulada; estava cansada da coisa toda. Anos de experiência com adultos e com os filhos dos outros pareciam não valer nada. Nadinha. Zero. Será que era esperado que eu fosse sempre compreensiva e receptiva? Sim, é claro. Era a mãe dela. Deveria ser a pessoa na qual ela confiaria sem medo de ser rejeitada.

O humor estava rapidamente azedando. Precisava pensar em alguma coisa para evitar a escalada das emoções (as minhas e as dela). Depois de uma cena particularmente carregada, ela saiu furiosa, pisando firme nas escadas, bateu a porta do quarto e se atirou na cama. O silêncio que se seguiu foi ensurdecedor. Senti-me impotente.

Mas naquele silêncio percebi algo: o desejo inequívoco e vago de estar a seu lado, em seu desespero, sua insegurança e seu medo do fracasso.

Subi as escadas, bati de leve à porta do quarto e perguntei se podia entrar. Ouvi um murmúrio indecifrável e entrei. Relutante, ela abriu espaço para mim na cama. Havia chegado a hora de recobrarmos o fôlego juntas. Estávamos ambas exaustas. Quando peguei na mão dela, ela se atirou em meus braços e disse "Desculpe, mamãe", e então choramos juntas, aliviadas. Acho que ficamos assim, juntas, por uns vinte minutos, apenas sentadas, respirando.

Em momentos de tensão — como os que antecedem uma prova ou uma conversa difícil com um amigo —, crianças podem se beneficiar muito do poder da respiração. A história de Sara a seguir mostra às crianças como podem se manter calmas, através da respiração, mesmo quando vivenciam algo muito intenso. Ensina a elas que não podem se deixar levar pela emoção diante de coisas "inevitáveis".

Sara, uma garota de dez anos, estava acampando com sua família. Ela havia saído com o irmão para procurar coelhos e veados, e caiu da bicicleta num mata-burro. O corte abriu até o osso.

Quando a mãe escutou os gritos ensurdecedores veio correndo. Ela pressentiu que havia alguma coisa muito errada. Quando achou Sara, a menina estava pálida como uma folha de papel e muito assustada, olhando com os olhos arregalados para o machucado e gemendo. Apavorada, a mãe de Sara sentou no chão ao lado dela no mata-burro e começou a falar com ela, enquanto acariciava suas costas. Aos poucos o corpo de Sara começou a relaxar.

Alguém mais escutara a gritaria e chamara uma ambulância, permitindo que a mãe de Sara continuasse a falar com a filha: "Estou vendo que você levou um susto danado, querida. E parece muito feio. Mas vamos continuar conversando. O que está sentindo agora?" E Sara respondeu: "Acho que vou vomitar. Estou enjoada e com medo!" E ela recomeçou a tremer.

"Do que tem mais medo?", sua mãe perguntou.

"Tenho medo do hospital, de tomar injeções e operar!"

"Bem, a gente não sabe se isso vai acontecer, mas sempre que as coisas são assustadoras, uma coisa funciona: respirar. Preste atenção ao ar que você inspira e expira. Acalma e ajuda a relaxar. E quando você está relaxada a dor é menor. Acaba ajudando."

A ambulância chegou com sua luz piscante e puseram Sara numa maca. Duas horas mais tarde, ela estava de volta ao acampamento com um grande curativo branco no joelho. As outras crianças do acampamento a cercaram. Sara tinha uma boa história para contar. Sua perna não havia sido operada, mas ela levara dez pontos. As crianças perguntaram se tivera medo e se havia doído muito. E ela respondeu: "É claro que eu estava muito nervosa, mas minha mãe ficou comigo e me disse para me concentrar na minha respiração. E isso me ajudou." As injeções e os pontos doeram, mas Sara não entrou em pânico. Ela até ficou assistindo enquanto o médico a tratou.

Entrar em sincronia com a própria respiração sempre funciona — com crianças, seus pais, seus avós e durante acontecimentos de maior ou menor gravidade. É o primeiro passo e o mais importante para uma resposta consciente a alguma coisa difícil ou assustadora. Em vez de reagir prontamente, você concentra sua atenção na sua respiração deliberada, em seus movimentos de inspiração e expiração.

EXERCÍCIO 1, "QUIETINHO FEITO UM SAPO", E 2, "O SAPINHO"

1/2

A atenção do sapo

Para crianças, fazer o exercício da atenção do sapo é uma maneira acessível de entrar em sincronia

(continua)

com a própria respiração. Eu mesma desenvolvi este exercício do sapo e o faço com muita frequência com crianças de até doze anos, tanto em casa quanto na escola. Eles costumam achar o exercício fácil de entender e divertido de fazer. Para fazer o exercício o importante é a capacidade de sentar com a atenção de um sapo e um lugar silencioso para você e seu filho, um lugar onde ninguém os interrompa. É bom para os demais membros da família saberem que você está "fazendo o sapo" e que não quer ser interrompido.

Você pode recitar o seguinte:

O sapo é uma criatura incrível. É capaz de enormes saltos, mas também é capaz de sentar muito, muito quieto. Apesar de estar ciente de tudo o que lhe acontece e à sua volta, ele não reage prontamente. O sapo senta quieto e respira, guardando sua energia em vez de se deixar levar por todas as ideias que passam por sua cabeça.

O sapo é quieto, muito quieto, enquanto respira. Sua barriguinha de sapo sobe um pouquinho e desce. Sobe e desce.

Tudo que o sapo pode fazer você também pode. Tudo que você precisa é de atenção plena. Atenção para com a sua respiração. Atenção, paz e tranquilidade.

Ao fazer o exercício do sapo, crianças aprenderão a melhorar suas habilidades de concentração, o que fará com que se lembrem das coisas com maior facilidade; reajam com menos impulsividade (em cima do que pensam ou sentem); tenham algum tipo de controle sobre seu mundo interior, sem nada rejeitar ou reprimir. Sentar quieto, mas atento como um sapo, é um importante exercício de base.

As crianças com que trabalhei em diversas escolas primárias faziam o exercício do sapinho diariamente. Elas o faziam em diferentes momentos: quando experimentavam dificuldade em se concentrar, quando estavam tristes ou discutindo, e algumas vezes minutos antes de uma prova. Com a prática, elas foram se aprimorando no exercício. Depois de algum tempo, começaram a terminar seus deveres mais rapidamente e tornaram-se mais gentis umas com as outras. Em geral, elas curtiam não ter nada para fazer além de sentar e respirar. Elas se acalmavam e ficavam totalmente relaxadas.

Tim, do jardim de infância:
"Gosto de respirar e me sentir bem tranquilo e relaxado por dentro."

Thomas, do quinto ano:
"Eu nunca soube o que fazer quando minha mãe me dizia para me acalmar. Agora sei, porque faço o exercício do sapinho todas as noites antes de dormir."

Exercitar a atenção plena exige esforço. Nunca é fácil romper com costumes e padrões de comportamento. O mesmo vale para sua cabeça. Ao entrarem em sincronia com sua respiração, crianças percebem como são distraídas com facilidade por seus pensamentos, fantasias e pelos planos para o dia seguinte que pululam em suas cabeças.

De repente elas acompanham o barulho do carro lá fora e pensam: deve ser o vizinho indo para a piscina. Ele vai toda terça-feira. E aí pensam nas férias deste ano no acampamento com o toboágua.

Ao fazer o sapo, normalmente, focamos no aqui e agora, no presente, então nos tornamos conscientes de nossas distrações.

Quando você percebe isso, pode voltar para o exercício de respiração ou o que quer que esteja fazendo. Mindfulness está sempre ancorado no aqui e agora.

Como fazer isso em casa

Além de fazer o exercício do sapo, do download, você e sua família podem observar a sua respiração enquanto assistem à tevê ou jogam um game, ou em momentos de apreensão, tristeza ou ainda quando acordam ou vão dormir.

EXERCÍCIO 3, "ATENÇÃO NA RESPIRAÇÃO"

Você pode pedir a seus filhos que observem suas respirações nos seguintes momentos:

ENQUANTO ASSISTEM A UM FILME DE TERROR COM A RESPIRAÇÃO OFEGANTE.
Depois você pode perguntar a eles se repararam que estavam prendendo a respiração de vez em quando e se sabem o que isso significa. Você pode conversar sobre a possibilidade de se manter a respiração durante as cenas particularmente tensas ou indagar se o fato de estarem prendendo a respiração significou, para eles, que o filme era aterrorizante demais.

QUANDO ESTÃO COMPLETAMENTE RELAXADOS E SATISFEITOS.
Você pode perguntar, então, se sua respiração está superficial ou profunda, ritmada ou não. Você pode pedir que reparem em sua respiração quando estiverem andando de bicicleta, esperando no caixa ou conversando com um grupo de amigos. O que a respiração deles está dizendo para eles?

Aos poucos seus filhos se tornarão mais e mais conscientes do movimento respiratório — nos momentos de medo, tristeza, tranquilidade e animação. Como um barômetro, nossa respiração reflete o mundo interior e o mundo exterior.

A ATENÇÃO COMEÇA COM A RESPIRAÇÃO

4
TREINANDO SEU MÚSCULO DA ATENÇÃO

Os sentidos desempenham um papel importante no desenvolvimento da atenção plena. Tudo o que você vê, escuta, cheira, toca ou prova em um determinado momento não pode ser experimentado de forma igual mais tarde. É algo que você tem que fazer na hora.

Frequentemente *pensamos* sobre nossas experiências sensoriais. Julgamos e tecemos comentários, dizendo coisas como: "Sempre que escuto algum barulho à noite, acho que alguém está tentando invadir a nossa casa." Nossa mente crítica produz um fluxo constante de pensamentos em cima do que achamos que estamos vendo, ouvindo, saboreando, cheirando ou tocando. E nossas interpretações são sempre bem negativas. Nossos desejos e expectativas também podem causar grande impressão na nossa experiência. "Ele deve gostar de mim porque não para de me olhar."

A partir do momento em que você conseguir manter sua mente tagarela ancorada e usar seus sentidos sem atribuir juízo de valor, você começará a sentir o mundo de forma bem diferente. A realidade sem filtro é assombrosa. Quanto mais observar a realidade sem a interferência de uma mente judiciosa, mais vislumbres você terá dela. É uma sensação e tanto!

Sou de Marte

Fiz um experimento sensorial com 33 estudantes com idades entre nove e dez anos. Pedi às crianças que imaginassem que eram de Marte. Isso aguçou o interesse delas de imediato. Quase dava para ouvi-las pensando: "Isso vai ser legal." Pedi que fechassem os olhos e erguessem as mãos para que eu pudesse entregar uma coisa para elas. Eram dois objetos pequenos que toda criança conhece. Isso estava ficando cada vez melhor!

Assim que sentissem algo nas mãos podiam abrir os olhos. Apenas olhar sem formar nenhuma opinião.

Afinal, eles eram de Marte e não tinham a menor ideia do que estavam segurando.

O que estavam vendo? Duas coisas muito enrugadas, com um formato irregular.

Uma quase redonda e a outra oval.

"Marrom e preta ao mesmo tempo", disseram alguns.

O que podem dizer do cheiro?

"Posso sentir o cheiro de ervas, mas não sei o nome delas."

"Cheira a alguma coisa, mas não sei o quê."

Perguntei então: "O que podem escutar quando encostam o ouvido nisso?" Um dos meninos disse:

"Posso ouvir elas guincharem."

Outro:

"Posso ouvir um arranhar bem de leve ou algo do gênero."

Aí pedi que pusessem as coisas na boca, entre os dentes, e que sentissem todo o gosto quando as mordessem. A turma ficou quieta, exceto pelo ruído baixinho de lábios estalando.

Um dos meninos disse:

"Sinto uma explosão de doçura na minha boca."

Outro aluno comentou:

"Uau, é doce e azeda ao mesmo tempo."

Outras crianças tiveram a mesma sensação gustativa.

E o que eu havia posto nas mãos delas? Duas pequenas passas. Elas já as tinham experimentado múltiplas vezes, antes, mas nunca as haviam percebido da maneira como fizeram naquele dia. E certamente nunca as tinham escutado!

O exercício "Sou de Marte" é uma maneira agradável e um meio eficiente de ajudar crianças a experimentarem a atenção de uma forma nova e criativa.

Observação sem preconceitos

Crianças pequenas são normalmente livres de preconceitos, curiosas e capazes de uma observação sem juízo de valor. Mas quando crescem são tomadas de dúvidas e opiniões. Crianças mais velhas muitas vezes são inseguras e acham que não são boas o suficiente.

Fiz outro experimento com crianças ligeiramente mais velhas, do sétimo ano. A tarefa delas era olhar cuidadosamente doze objetos em uma bandeja. Depois de trinta segundos, a bandeja era coberta por um pano, e as crianças tinham que escrever a lista dos objetos que acabaram de ver.

Uma das meninas ficou quase em pânico e disse:

"Não consigo fazer isso. Não me lembro de nada."

Entristeceu-me vê-la tão insegura, convencida de que não conseguiria fazer o exercício, antes mesmo de tentar. Disse a ela que seus pensamentos nem sempre estavam certos. Ela tentou se concentrar e, na primeira tentativa, conseguiu se lembrar de quatro dos objetos na bandeja — um resultado alcançado por várias outras crianças. Ela ficou surpresa.

Repetimos o experimento três vezes por semana por quinze dias. Os resultados melhoraram de forma exponencial, assim como a autoconfiança das crianças. Todas se lembravam com menos dificuldade e acharam mais fácil se concentrar. E por último, mas não menos importante, todas se divertiram.

Como fazer isso em casa

Atenção plena exige treino. Não acontece assim do nada. Como praticar esportes ou tocar instrumentos, você aprende ao fazer os exercícios com frequência e dedicação.
Você pode começar a treinar no instante em que acorda. Ali está você encarando um novo dia cheio de coisas que vão acontecer. Agora que acordou, você pode aproveitar e observar as suas pernas balançando na beira da cama e levando você para o banheiro, onde poderá tomar um banho e sentir a água acariciar sua pele. Acordar e perceber que está acordando é uma experiência ímpar. Você repara em coisas que em geral não lhe chamam a atenção: você percebe que seu corpo ou cabeça ainda estão cansados, ou que está descansado e disposto, ou ainda que ficou imediatamente esgotado.
Atenção plena ajuda você a não se atropelar. Prende você ao aqui e agora, permitindo que você faça

as coisas devagar antes de acelerar. Se você está prestando atenção ao que está fazendo e sente o que está acontecendo enquanto está acontecendo, você está presente. E quando você está presente em alguma coisa, você aprende algo. Não em retrospecto, mas agora.

OBSERVE, MAS NÃO JULGUE
Quando você aprende a olhar para as coisas sem a interferência de seus pensamentos, você percebe que está vendo mais e interpretando menos. Você também retém mais, porque quando olha com atenção você realmente vê as coisas.

Exercício para crianças menores:
Este é um exercício divertido para fazer a caminho da escola: tente se lembrar de cinco coisas que vê (uma árvore, um sinal de trânsito, uma casa diferente, a entrada da sua escola e a porta da sua sala de aula). Em que se parecem? Você pode treinar para perceber mais e mais detalhes da árvore ou do sinal, como cores e formas, pontos e listras. Olhar sem julgar se alguma coisa é bonita ou feia permite que você veja mais do mundo à sua volta.

Exercício para crianças maiores:
Pegue um graveto e o desenhe num pedaço de papel. Desenhe exatamente o que está vendo e não o que acha que está vendo. Faça isso por alguns dias seguidos

e você vai ver que começa a perceber mais e mais detalhes no graveto enquanto seu desenho vai ficando cada vez mais preciso.

VOCÊ ESTÁ ME ESCUTANDO?
Nem sempre é fácil escutar de verdade o que está sendo dito. Vamos partir da premissa de que nossas mentes muitas vezes estão divagando longe daqui. Mas, tal como observar, escutar é algo que você pode aprender. Tudo que precisa fazer é, conscientemente, concentrar sua atenção plena e aprender a reconhecer sua ausência.
Estes são alguns exercícios simples de escuta:
Ouvir um ruído sem imediatamente querer identificá-lo fortalece nossa capacidade de escutar os outros.

Que sons pode ouvir agora?
Eles são graves ou agudos, harmônicos ou estridentes?
Você pode perceber algum ritmo neles?
Os sons estão atrás de você ou adiante?
Longe ou perto?
Estão vindo de fora?
Você pode ouvir os sons dentro de você?

Escutar outra pessoa é um divertido exercício durante o jantar. Cada pessoa tem dois minutos para falar sobre seu dia ou para partilhar uma experiência importante, enquanto os outros ouvem sem julgar.

Ouvir com o genuíno interesse de escutar e entender o que o outro está dizendo é de valor incalculável. Assim como você fortalece um músculo ao trabalhá-lo, você pode treinar seu músculo da atenção quando usa todos os sentidos.

COMENDO COM ATENÇÃO
Comer com atenção pode parecer simples, mas pode ser um desafio e tanto. Tente fazer com que a família toda coloque uma garfada na boca, com atenção, sem emitir comentários de boca cheia como: *"Blergue"*, "Hum", "Comemos isso sempre" ou "Não gosto disso". Pode ser uma experiência surpreendente. Fale sobre o aroma, o que chama a sua atenção, o sabor, e sinta o que acontece dentro da sua boca quando a enche. Retenha por um instante a mais antes de engolir.

Dê outra garfada e perceba o seguinte:

- Qual o sabor que realmente sente quando para de pensar se a comida está boa ou ruim? (Lembre-se que estes são apenas pensamentos.)
- O sabor na sua boca é salgado, doce ou amargo? Ou uma mistura dos três?
- A comida na sua boca é dura ou mole? Grumosa ou homogênea?
- O que está acontecendo na sua boca enquanto está comendo?

- O que você sente?
- Sua boca está salivando?
- O que sua língua está fazendo? O que acontece quando engole?
- E quando você deixa de prestar atenção na sua boca cheia?

Comer com atenção é importante. Quando você faz isso, pode até sentir o gosto do amendoim na pasta de amendoim, a suculência da maçã, a maciez doce da banana. E outra coisa importante: percebe bem mais cedo que está satisfeito.

5
SAINDO DA CABEÇA PARA O CORPO

Enquanto a atenção para sua respiração e seus sentidos promovem a vivência do momento, neste capítulo falarei da consciência do corpo como um todo. Isto acrescenta mais uma dimensão ao exercício de Mindfulness. Apesar de direcionar o conteúdo deste capítulo para crianças maiores, as menores também se beneficiarão.

Seu corpo pode lhe dizer muita coisa. Como um instrumento bem afinado, ele responde a emoções como surpresa, tensão, medo e felicidade, a uma cabeça cheia de pensamentos alegres ou preocupações.

Estes sinais estão todos ali por uma razão. Ensinar alguma coisa sobre a experiência que está tendo, sobre seus limites e suas necessidades. Ombros endurecidos; palpitações; um bolo no estômago; a sensação de estar cansado demais para se levantar ou o contrário, sair da cama se sentido bem-disposto e animado. Seu corpo registra tudo.

Apesar de recebermos a maioria destes sinais, nem sempre reagimos da maneira apropriada. Tendemos a não dar importância a sensações desconfortáveis ou pensamentos atribuindo juízo de valor ou agindo de uma determinada forma: "Não chore; chorar é infantil" ou "O trabalho precisa ser feito, então vou continuar fazendo". Algumas vezes simplesmente os ignoramos: "Cansado? De jeito algum!"

O resultado é que prosseguimos trabalhando, agradando aos outros, jogando no computador, ou tomando conta de coisas demais sozinhos. E para nos livrarmos desta sensação horrível dentro de nós, começamos a buscar fugas — comer, compulsões, retrações, ou a mania de descontar as nossas emoções negativas em outra pessoa. Esses comportamentos, é claro, não oferecem solução real e duradoura. Na verdade, o *problema* tende a *dobrar* de tamanho: aquele sentimento desconfortável passa a vir acompanhado de hábitos pouco saudáveis e destrutivos.

Mindfulness ensina você a sair de sua cabeça para o corpo. Tirando umas férias curtas e prestando atenção a seu corpo, você perceberá que:

- ainda está com raiva por causa de algo que disseram ontem;
- não se sente seguro com um grupo de garotos em particular;
- comeu demais;
- se sente incrivelmente energizado ou cansado;
- se sente triste;
- precisa realmente ir ao banheiro, mas ainda não se deu a oportunidade de ir.

O que seu corpo está lhe dizendo?

A maior parte das vezes você escuta o seu corpo. Quando você é saudável e quer caminhar, seu corpo inicia a caminhada. Quando quer trabalhar ou jogar no computador, seu corpo se senta diante do monitor. Quando você quer comer, sua boca se abre e você mastiga e engole. Se você ensinar crianças a escutarem os sinais do corpo, elas aprendem em tenra idade que o corpo não apenas faz o que lhe mandam fazer, mas também é capaz de enviar sinais importantes que elas podem captar. É possível perceber fadiga ou energia, assim como dor e sensação de saciedade. Também é possível aprender que não há necessidade de pensar no que sentimos, mas que devemos, em vez disso, concentrarmo-nos na sensação em si — tomar conhecimento e dar atenção à sensação do corpo basta.

Deu atenção ao corpo? Agora, você tem uma escolha:

O que fazer com o que estou sentindo? Como lidar com isso?

Ensinei a técnica de como sair da cabeça para o corpo para uma turma de adolescentes, e eles estavam contentes quando chegou a hora de fazer o exercício. Eles tiraram seus óculos, seus tênis e se deitaram com almofadas sob a cabeça — alguns de barriga para cima, outros de barriga para baixo. A turma deu um suspiro coletivo.

Pedi que tomassem consciência de que estavam deitados e que direcionassem sua atenção para o corpo ali deitado. O que estava acontecendo? O que estavam percebendo enquanto estavam ali deitados? Alguns repararam que estavam inquietos ou que não conseguiam relaxar. Outros repararam que suas costas doíam ou que o chão do ginásio era muito duro ou frio demais.

Pedi que prestassem muita atenção em seus corpos e que percebessem como estavam se sentindo da cabeça aos pés, o que estava acontecendo. Que tomassem consciência de seus corpos sem reagir ou ignorar nada.

A sala estava em silêncio. O mais absoluto silêncio. O ar estava carregado de concentração, consciência e surpresa.

"Um pé estava sentindo frio e o outro calor. Que bizarro!", disse um dos rapazes quando partilhamos a experiência.

Outro adolescente comentou:

"Reparei que meu joelho dói muito. Estranho, não havia reparado nisso antes."

E outro aluno disse:

"Acabo de descobrir que preciso ir ao banheiro agora." Outros ainda bocejaram muitas vezes, aparentando certa palidez e dizendo que se sentiam inacreditavelmente cansados.

Um rapaz ligeiramente mais velho observou: "Tenho tido muitas dores no estômago, e elas estão de volta."

Pedi que ele direcionasse sua atenção para o estômago para ver o que estava acontecendo por lá. Depois de alguns minutos ele disse:

"Acho que estou com medo de ser excluído. Não está acontecendo comigo agora, mas está acontecendo com outros. Tenho medo que venha a acontecer comigo também. Me sinto mal pelos outros, mas não sei o que fazer a respeito."

Este comentário desencadeou uma discussão aberta sobre discriminação.

Limites

Ao escutar os sinais de seu corpo, você aprende sobre seus limites. Até onde pode ir? Como saber?

Quando você faz o seguinte exercício com seus filhos, eles experimentam por si próprios, percebem o quanto é o bastante. Bastante não é muito, não é pouco, é apenas o suficiente.

Alongando e respirando

Fique em pé com os pés firmes no chão. Levante um ou dois braços para o alto e se alongue o máximo que conseguir. Vamos ver se sua mão encosta no teto. Até onde consegue ir? Veja até onde seu braço pode esticar enquanto seus pés permanecem no chão e você continua respirando normalmente. Que altura alcança? Deve haver um limite em algum lugar. Onde é o seu? E como você sabe qual é o seu limite? Está prendendo sua respiração? Você acha que não consegue ir além? Talvez seus músculos estejam doendo. O que você percebe?

Abaixe seu braço outra vez. Sinta como está seu braço e se você o sente diferente do outro.
O que está sentindo?
Respirando normalmente, levante os dois braços no ar o mais alto que puder, com os pés plantados no chão. Imagine umas maçãs deliciosas e suculentas acima de sua cabeça. Você adoraria colhê-las, mas seus braços são um tantinho curtos para alcançá-las. Elas estão tão altas! Estique seus braços o máximo que puder. E talvez um pouco mais! Como está sentindo seu corpo neste instante?
Talvez você perceba que está prendendo a respiração. Esta é uma das formas do seu corpo lhe dizer que você chegou longe o bastante. Talvez seus braços tenham começado a doer. Novo sinal de que você chegou bem longe. Agora que sabe disso, você pode

alongar seus braços apenas o suficiente para manter a respiração, sem dor, e talvez até alcançar uma maçã no meio deste esforço. Consegue ir mais longe agora? Onde está seu limite? Pode senti-lo? Quando sentir seu limite abaixe seus dois braços lentamente. Olhe para a experiência em retrospectiva. O que sentiu? Sentiu seus braços pesados ou leves? Sentiu um formigamento ou outra coisa qualquer? E sua respiração? O que aprendeu sobre o bastante? E será que bastante é sempre o suficiente?

Para concluir este exercício, ou em ocasiões em que você se sinta um pouco cansado, pode se esticar e fazer sua pele formigar ficando parado, juntando as suas mãos e dando pancadinhas ritmadas nas pernas, nas nádegas, na barriga, no peito, nos braços, no pescoço e nos ombros. Termine o exercício tamborilando de leve os dedos na cabeça, massageando as bochechas, a face e o couro cabeludo. Você pode fazer isso em outra pessoa enquanto ela faz em você.
Cada vez que faz esse tipo de exercícios com seus filhos, você os ajuda a ter uma consciência maior de seus corpos.

Limites são importantes. Eles determinam até que ponto você pode ir na alimentação, praticando esportes, aplicando ou testando as regras da casa. Em sua animação ou sofreguidão para ter o que querem, crianças se demoram ou exageram, não sabendo quando parar.

SAINDO DA CABEÇA PARA O CORPO

Isto é algo que precisam aprender com seus pais, mas limites podem ser pouco claros para os pais também. É mesmo necessário que uma criança termine uma refeição? Deve-se limitar o tempo gasto com games no computador em uma hora ou pode-se permitir que a criança jogue quanto quiser? Qual o limite que você deve estabelecer? Liberdade em excesso não é bom, mas a abordagem excessivamente autoritária também não é. O indicado é encontrar um meio-termo, com espaço para a negociação e para que a criança assuma a responsabilidade pelas próprias escolhas.

Uma mãe disse à filha:

"Gostaria que arrumasse seu quarto esta semana. Você pode fazer isso antes de sábado? Está combinado?"

Mas a menina preferiu fazer isso no domingo, e essa troca era aceitável. Então elas entraram em um acordo. Firmeza e flexibilidade combinadas são muito eficientes para determinar limites. Do mesmo modo a noção de que há coisas que podem correr frouxas, pois o que você combinou já é o suficiente.

Acalme-se, relaxe

Algumas crianças não conseguem ficar sentadas quietas por mais do que alguns segundos, têm pouca noção de limites e encontram dificuldade em se acalmarem. Acima de tudo, elas resistem a relaxar, elevando sua inquietude, sua agitação e seu contorcionismo a níveis recordes. O filho mais novo de uma amiga minha é

um carinha aberto e impulsivo. Seus olhos grandes não estão nunca parados, e sua boca nunca está em repouso. Suas pernas estão sempre em movimento, e como um pequeno cervo está sempre pronto para saltar: da mesa, do dever de casa, do jogo ou da conversa no sofá com os outros. Minha amiga quase sempre suspira e pergunta:
"Será que você pode sossegar? Relaxar?"
Ao que ele responde irritado:
"Não sou eu que me mexo, acontece sem mim!"

EXERCÍCIO 4, "O TESTE DO ESPAGUETE"

Relaxar seu corpo conscientemente é diferente de fazê-lo através de esportes ou leitura. Não é nem pior nem melhor, apenas diferente. Crianças gostam quando aprendem a relaxar fazendo "teste do espaguete". Neste teste, elas aprendem como transformar pedaços duros e crus de espaguete em seu corpo em tiras de massa macias e flexíveis perfeitamente cozidas. Completamente inertes. Totalmente relaxadas. Isto as ajuda a reconhecer calma como calma e, depois de prática frequente, inquietude como tal. Para obter resultados melhores, as crianças devem fazer este exercício quando não estão frenéticas, talvez logo depois de terem assistido à tevê ou tomado um banho.

Depois do exercício, as crianças talvez possam tentar não sair pulando de imediato, mas manterem-se concentradas na quietude. Talvez elas possam ficar deitadas ou se manter calmas um pouco mais, até sentir que o corpo quer sair se mexendo novamente, sem *haver* necessidade disso. Sem pressão. Para sua surpresa, elas notarão que tranquilidade e relaxamento são bons. Isto lhes dá descanso, uma oportunidade de apenas existir.

À medida que crianças se familiarizam com os diferentes sinais de seu corpo (relaxamento, inquietude, fadiga e saciedade), elas estão mais propensas a reconhecer estes estados quando não estão bem, quando sentem náuseas ou dor. Podemos dizer aos nossos filhos que, na maioria das vezes, nossos corpos são saudáveis e capazes de fazer o que queremos que façam: andar, correr, pedalar, brincar, trabalhar. Mas às vezes alguma coisa não está bem. Isso ocorre quando você está doente, e dá para reconhecer quando isso acontece.

"O que é estar doente?", meu filho de nove anos me perguntou quando percebeu, de repente, e pela primeira vez, uma sensação esquisita na barriga, e este é o sentimento que a história a seguir ilustra:

> *Certo dia um Esquilo estava sentado no musgo sob uma árvore velha. Não se sentia bem. Sua barriga doía. O Grilo estava passando por ali e reparou imediatamente, e disse:*
> *"Esquilo, você está doente."*
> *Mas o que ele queria dizer exatamente com isso? Esquilo ficou imaginando e resolveu perguntar à formiga, que era muito sabida.*

"Bem", respondeu a formiga coçando a cabeça, "existem diferentes tipos de doença. Tem a indisposição, a doença e a doença grave, que é a pior de todas."
"Então o que acontece quando você está muito doente, Formiga?", perguntou o Esquilo.
"É claro que todo o tipo de coisas pode acontecer, mas normalmente nada acontece, nada mesmo. Depois de algum tempo você se recupera. E por falar nisso como está sua barriga?", perguntou a formiga.
"Minha barriga?"
"Sim."
E foi aí que o Esquilo reparou que sua barriga não doía mais. (Baseado numa cena do livro de Toon Tellegen intitulado Talvez eles soubessem tudo.)

Depois de contar esta história para seu filho pequeno, você pode perguntar a ele:

Para onde você acha que a dor de barriga do Esquilo foi?

Será que existe um lugar para onde vão todas as dores que você sente? Aposto que existe.

O que você acha?

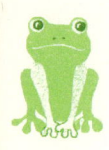

Como fazer isso em casa

COMO ME SINTO?
- O que você percebe a respeito do seu corpo?
- Alguma vez sentiu dores de estômago ou de cabeça, ou ficou nauseado?
- Quando se sente assim?
- Gostaria de falar ou fazer um desenho ilustrando isso?
- Esta sensação permanece o dia todo?
- Como posso ajudá-lo?
- Como é que seu corpo se sente quando você acorda?
- Você se sente bem descansado ou cansado?
- Copie o desenho do termômetro sete vezes e use um para cada dia da semana, colorindo para indicar como se sente. (Na base fica a sensação de cansaço e no topo fica o tudo bem.)

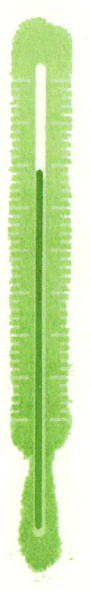

RIR É O MELHOR REMÉDIO
- Fique diante do espelho e comece a rir.
- O que acontece ao seu corpo?
- O que além de sua voz está rindo? Seus olhos, suas bochechas, sua boca?
- Sua barriga também está rindo?
- E seus ombros?
- Pode ser muito divertido fazer este exercício junto com outras pessoas.

ANDANDO COM ATENÇÃO
- Quando você sobe as escadas correndo, apenas suas pernas correm?
- Mais alguma coisa está acelerada?
- Repare por favor em quais músculos estão em movimento.
- Quando você para de correr de repente, o que percebe em seu corpo?
- Como está sua respiração, seus músculos e os batimentos do seu coração?
- Por favor anote com que frequência você dispara a correr e veja se pode mudar, andando em um ritmo regular (a não ser que esteja com muita pressa ou a casa pegando fogo).

6
CONTROLANDO A TEMPESTADE INTERIOR

Nossa mente não é diferente do mar ou oceano. Tempestades, borrascas ou o sol podem transformar a superfície de qualquer quantidade de água em uma borbulhante massa de ondas assustadoramente altas, ou numa superfície calma e transparente através da qual você pode ver grandes profundezas.

O mesmo acontece conosco. Um estado de ânimo particularmente desafiador ou emoções intensas podem se avolumar a qualquer hora. Ao não ignorar estes sentimentos, ou desejar que sejam diferentes do que são, naquele instante, você aprende a identificar o "clima" dentro de você e a se concentrar no que está realmente acontecendo.

Como é o clima dentro de você?

Um de meus filhos costumava acordar de mau humor. Este cenário se arrastou por anos. Ele descia as escadas pisando com força, rosnando com raiva. Era ruim para os degraus e para mim! "Eu disse que não queria nada para comer, mas você fez um prato assim mesmo." Antes que eu tivesse tempo de responder ele continuava: "Onde deixou a minha pasta de escola? Você sempre guarda no lugar errado. Agora vou me atrasar, e a culpa vai ser sua!"

A porta dos fundos, invariavelmente, era fechada com força e um estrondo.

Bum!

Essas explosões rotineiras de climão interior por vezes me permitiam identificar os primeiros sinais de uma tempestade de verdade se armando no horizonte, e eu decidi tentar algo que nunca tinha feito antes. Certa manhã, assim que ele desceu as escadas, pedi que sentasse à mesa. Ele me olhou com raiva, e percebi que estava muito sonolento. Ele não queria fazer nada, muito menos sentar à mesa comigo.

Respirei algumas vezes e senti meus ombros se ampliarem com a tensão, mas decidi lançar a ele um olhar amistoso de qualquer maneira. Pedi novamente que se sentasse, por um instante.

Emburrado, ele fez o que pedi, com os cotovelos na mesa, a cabeça enfiada entre as mãos e os dentes cerrados.

Pedi a ele que observasse com muito cuidado o que estava acontecendo dentro dele. O que estava sentindo naquele exato momento? Raios e trovões? Uma tempestade? Como ele classificaria a tempestade, em uma escala? Oito, nove ou dez? Ele respondeu dez antes de me confessar em uma voz incomumente baixa que estava exausto. Fazia algum tempo que ele vinha trabalhando no limite. As coisas não estavam indo bem na escola. Era coisa demais. Ele estava atrasado, apesar de estar dando um duro danado, e não sabia mais o que fazer a respeito. Seu corpo arriou e ele desistiu, e se entregou àquele sentimento terrível dentro dele. Enormes lágrimas pingaram no café da manhã. Abracei seu corpo magricela e o segurei assim por algum tempo.

Sua previsão de tempo interior

Sua previsão de tempo interior pode ajudar seu filho a entender o mundo interior dele. Isso por sua vez permite que você perceba o estado de ânimo interior de seu filho e possa ajudá-lo (e a você mesmo) a aceitar o que está acontecendo.

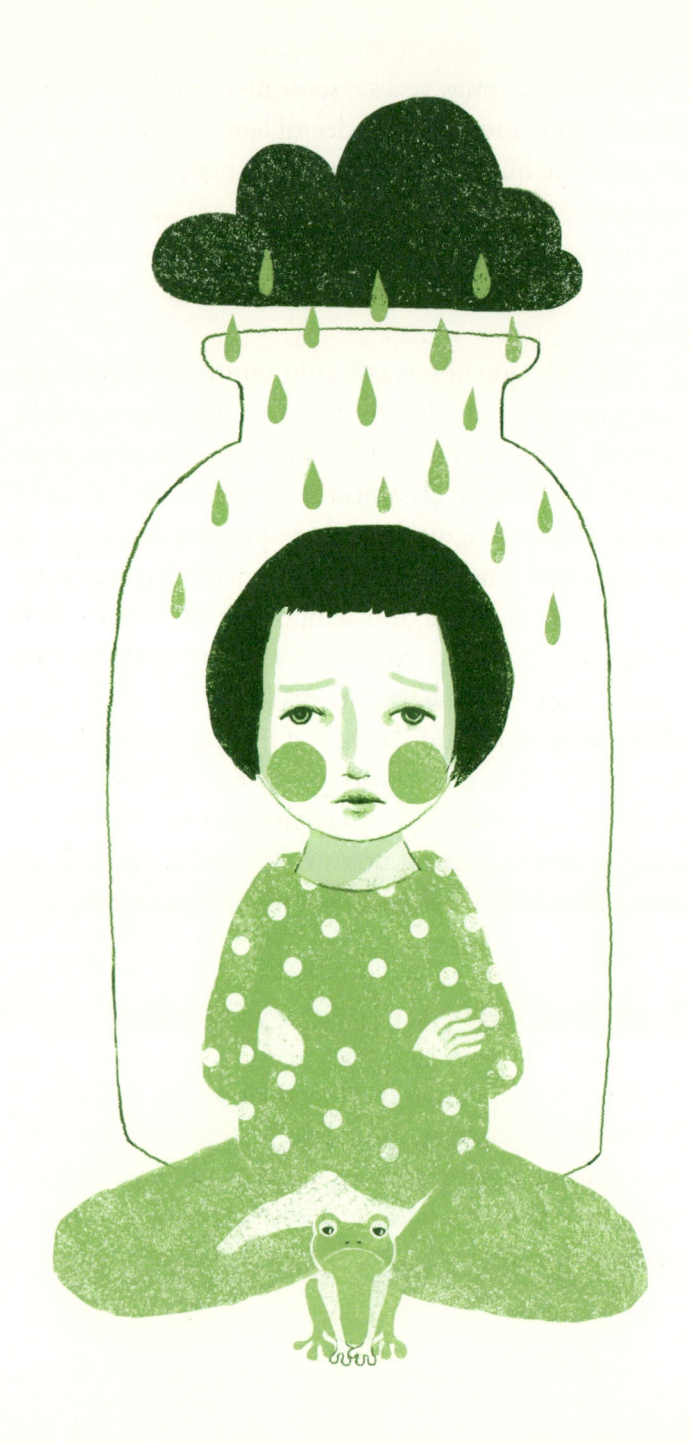

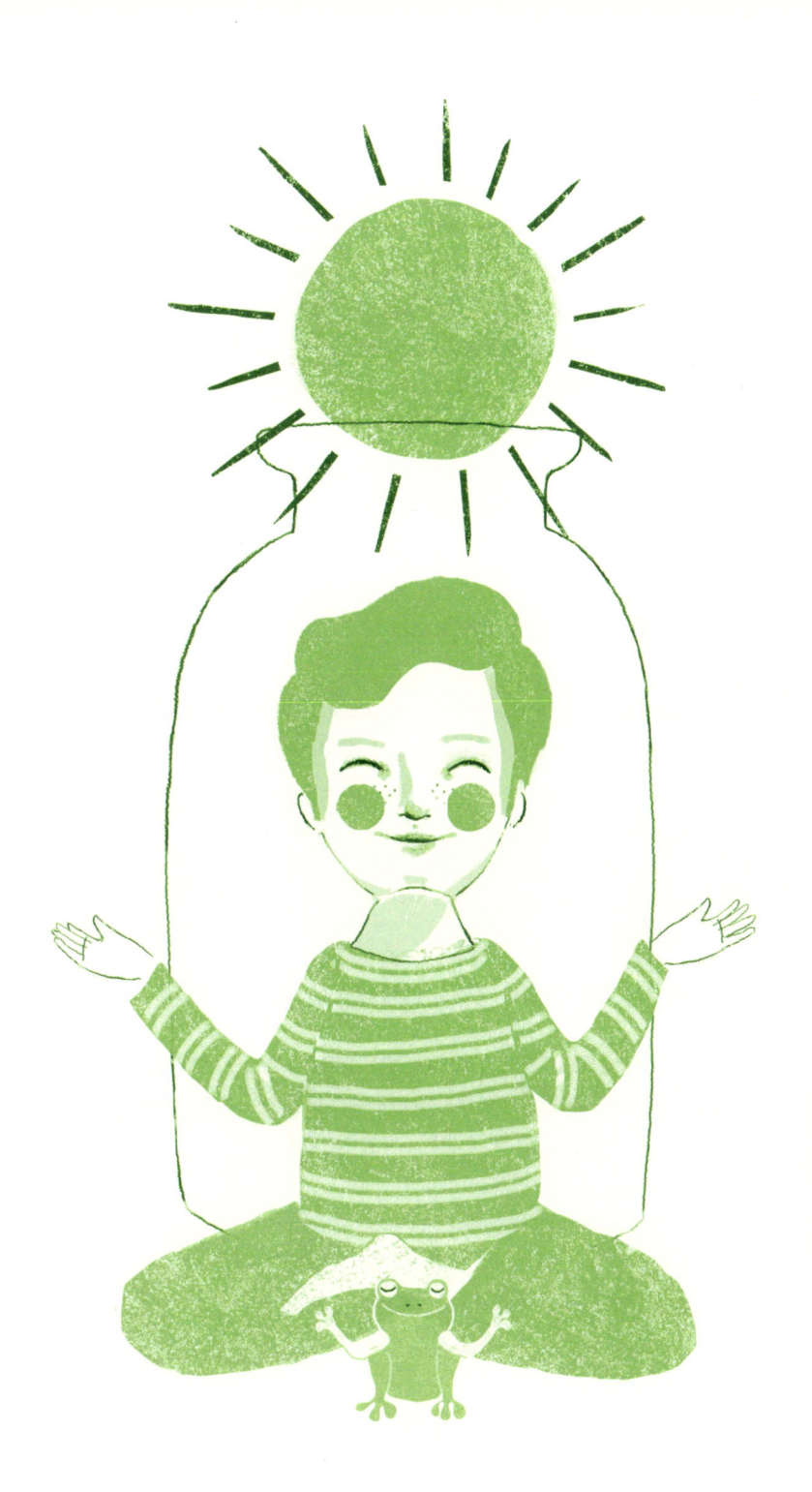

Ao se comunicar com seu filho, e não se armar, preparando o enfrentamento da tempestade, você pode ensiná-lo a fazer o mesmo e a tomar conhecimento de suas emoções. Ao se conscientizar de emoções desagradáveis, seu filho irá aprender que não há problema algum em abrigar tais sentimentos. Vocês dois podem olhar juntos e ver o que é necessário de imediato: um abraço, um telefonema para um amigo, um esforço de ambas as partes para achar uma solução para o problema ou alguma coisa totalmente diferente.

Como pais, vocês terão a oportunidade de analisar os próprios sentimentos e sua tendência a reagir de forma automática. Embora você não possa resolver tudo, pode estar por perto e ajudar seus filhos a expressarem e aceitarem suas emoções. Você pode mostrar a eles que está do lado deles e que os ama, mesmo sob duras condições climáticas.

Sua previsão do tempo interior

Sente-se confortavelmente em algum lugar, feche os olhos, ou quase, e demore um tempo avaliando como se sente neste exato momento.
Como está o seu clima interior?
Você se sente relaxado e ensolarado?
Ou o tempo está nublado e propenso a chuvas?
Há indícios de uma tempestade, talvez?

O que você percebe?
Sem ficar pensando muito nisso, resuma a previsão do tempo que melhor descreve suas emoções neste momento. Uma vez que saiba como está se sentindo neste momento, deixe as emoções fluírem exatamente como são. Não há necessidade de sentir ou fazer algo diferente. Você também não pode mudar as condições climáticas aqui fora, não é?
Rumine a sensação por algum tempo.
Direcione sua atenção amorosa e curiosa para as nuvens, o céu limpo, ou a tempestade que se prepara, é assim que as coisas estão neste exato momento tal como na meteorologia, você não pode mudar o seu clima, ou o estado interior. Mais tarde os ânimos mudarão. Eles são levados com o vento e você não vai precisar fazer nada a respeito. Que alívio!

A maioria das crianças gosta do exercício do clima. Ele as deixa alerta para a chuva, o sol e a tempestade que se avoluma dentro delas enquanto as ensina a se identificarem menos com seus estados de humor: não sou um aguaceiro, mas está chovendo; não sou um gato assustado, mas percebo que às vezes essa grande sensação de medo se faz sentir perto da minha garganta.

O mais importante é que elas se permitam ter tais sentimentos.

Como fazer isso em casa

ACEITANDO O CLIMA

- Desenhe uma imagem que ilustre a sua atual previsão do tempo. Ao final do dia verifique se o tempo permaneceu o mesmo ou se mudou. Ajuda (e muito) perceber que nada permanece igual para sempre.
- No caminho entre a escola e a casa, preste atenção nas diferentes manifestações do clima. Sinta a chuva, o frio nas bochechas, o vento que quase o carrega, o sol que o aquece. Talvez você perceba que as tempestades ora o assustam, ora o deixam energizado.
- Qual o humor de seus pais hoje? E o de sua irmã, irmão ou amigos? Veja se consegue observá-los da mesma forma que faz com seu clima interior — sem julgar. Algumas vezes chove e outras faz sol. Isto se aplica a todos nós.

7
LIDANDO COM EMOÇÕES DIFÍCEIS

Emoções são uma resposta a algo que você está vivenciando, pensando ou fazendo. As quatro emoções básicas são: raiva, tristeza, medo e felicidade. Seu corpo sempre sentirá emoções. Elas podem afetá-lo tanto que podem desestabilizá-lo. É possível se deixar levar tanto por emoções agradáveis quanto desagradáveis. Amor, desejo, vergonha, insegurança, solidão, tristeza ou medo. Você pode se sentir refém delas. Emoções mais neutras — como serenidade ou ponderação —, embora menos perceptíveis do que raiva ou medo, pois existem quase como uma música de fundo, influenciam nosso humor de formas sutis.

Tão logo as emoções se façam sentir em seu corpo, elas são seguidas por pensamentos. Crianças associam julgamentos a essas emoções, como: "Se aparentar que estou triste, provavelmente, pensarão que sou um bebê chorão." Ou aceitam os julgamentos de outros a seu respeito, como quando alguém lhes diz: "Se vai ficar com raiva, é melhor ir para o seu quarto. Não quero ver essa cara feia à mesa."

Esses tipos de ideias criam a impressão de que as emoções negativas não são aceitas, e podem fazer com que seu filho se sinta rejeitado. Nada poderia estar mais longe da verdade. Emoções são apenas emoções, e é importante que seu filho entenda que "você *não é* a soma de suas emoções; você apenas as *experimenta*". Ao contrário do que costumamos pensar, emoções não duram muito tempo. Parecem se prolongar apenas por causa da nossa preocupação com elas.

Ao ensinar seus filhos a aceitar, sentir e estar cientes de suas emoções, você estará ensinando a eles algo de fundamental importância. Nenhuma emoção precisa ser evitada, mudada ou expressa de imediato. É suficiente que as sintamos e que estejamos atentos a elas de forma positiva.

Lembro-me de certa vez, quando estava sentada à mesa, preparando minhas aulas para o dia seguinte. Minha filha adolescente trouxe uma amiga para casa. Havia algo estranho. Quando ofereci um chá, a amiga desatou a chorar e seus ombros magros soluçaram. Seus pais estavam se separando. Aos borbotões acabou contando a história. Seu pai tinha uma namorada. De repente, ele começou a sair com outra pessoa. A dor era dilacerante. A mágoa enorme. Minha filha não disse nada, mas passou o braço em volta da amiga e a escutou. Ouviu atentamente. Ela prestou toda a atenção à história, sem interromper, sem julgar. Ela apenas deu a entender que compreendia, seus olhos abertos e compassivos. Como uma velha sábia, ela estava apoiando a sua amiga, e eu podia ver o quanto isso significava.

Minha filha sabia que lidar com emoções difíceis não tem relação direta com resolver nada, chorar empaticamente ou achar culpados — mas tem relação com a atenção. Uma atenção muito amorosa.

Não existe emoção difícil

Não existe emoção difícil. Dito isso, é importante que saibamos que há emoções difíceis de lidar — assim como os pensamentos e o comportamento resultantes delas —, em especial quando são grandes e intensas. Uma emoção diz algo sobre como vivenciamos as coisas (não necessariamente como elas são). Quando se vai lidar com emoções, o segredo é ensinar o seguinte a seus filhos:

- Devem evitar se deixar levar pelas emoções. Eles podem senti-las em seu corpo e por algum tempo,

terem consciência delas e repararem que elas mudam. Crianças também se beneficiam de expressar suas emoções por palavras ou desenhos. "Isto é dor", ou "isto é raiva"; ou "eu me sinto feliz (ou traído)", e "é assim que se parece".
- Eles não são suas emoções, eles as *sentem*. "Não sou um bebê chorão, estou apenas triste."
- Apesar de todas as emoções serem aceitáveis, nem todo comportamento o é. Nós nem sempre escolhemos as nossas emoções, mas podemos escolher como as expressamos.

Uma mãe me contou sobre seu filho, que frequentemente se sentia acometido por sentimentos de traição.
"Indy tem um grande senso de justiça. Ele partilhou um segredo com um colega de turma. Era uma senha para um game na internet. O menino prometeu que não contaria a ninguém — com a mão no peito. No dia seguinte, vários outros meninos da escola conheciam a senha. Quando uma coisa assim acontece, Indy fica desiludido e com raiva a ponto de ficar doente. Ele não quer ir mais à escola e quer se arrastar para cama."

Sofie, de nove anos, me diz que tem medo de tudo. Do escuro, de fantasmas embaixo da cama, de brigas e de coisas nas quais não é boa. Tem medo de ir sozinha da escola para casa.

Seus olhos se enchem de lágrimas e seus lábios se retorcem. Quando peço que identifique onde está o medo, para senti-lo, ela diz:
"Posso sentir o medo no meu estômago, e ele se move. Para cima, para baixo e de novo."
Peço a ela para se concentrar neste movimento e prestar muita atenção no que sente. Ela fecha os olhos e se concentra.
"Ainda se mexe", diz, e aí completa: "Mas se mexe menos depois de algum tempo."
Peço que ela siga a sensação o máximo que puder, com calma e tranquilidade. Dois minutos depois, ela abre os olhos e diz, completamente surpresa: "Sumiu! O medo se foi."
Ela volta aos pulos para sua classe.

Tal como acontece com os adultos, crianças podem ser confundidas pela intensidade de algumas emoções e é normal não saberem lidar com elas. Mas, como pai/mãe, você pode ensinar seus filhos a se sentirem na presença dessas emoções, a aceitarem-nas de forma aberta e sem juízos.

Para uma criança, receber permissão para se sentir triste, com medo, raiva ou feliz é extremamente reconfortante. Isso as ajuda a superar a severidade de seu tempo ruim e a perceber que, tal como a tempestade, todas as emoções passam. Se uma emoção se sobrepõe às outras, pode ser benéfico redirecionar a atenção de seus filhos para uma brincadeira com o cachorro, dar um grande abraço ou segurá-los contra o peito. Algumas crianças querem falar sobre seus sentimentos ruins. Neste caso, ouvi-las com atenção é o bastante. Mas, quando elas não querem falar sobre o assunto, tudo que precisamos é fazê-las saber que se mudarem de ideia alguém está disponível.

Gerenciamento da raiva

A raiva é um sentimento bem frequente e pode ser classificado como uma "emoção difícil". Algumas vezes sentimos que não devíamos estar com raiva. Podemos achar que não é legal estar com raiva. Temos alguma dificuldade em aceitar este sentimento, especialmente se for muito forte. Não há nada de errado com a raiva em si, o que fazemos com ela é que se torna problemático. Quando estamos com raiva, podemos perder o controle ou magoar outras pessoas ao gritar com elas ou até quebrar coisas. E nos arrependermos mais tarde. Algumas vezes a raiva se vira contra nós mesmos e machuca adultos e crianças em resposta à impotência que sentem. Em todas estas situações, exercícios de respiração podem ajudar a diminuir a impotência ou a sensação de perda de controle.

A raiva é uma resposta a:

- não conseguirmos o que queremos (atenção, conforto, as coisas do nosso jeito);

- recebermos o que não queremos (uma discussão, uma nota ruim, tensão, algo que não gostamos de comer, uma reprimenda por causa de algum erro);
- mágoa (boato, comentários desmerecedores como "Você é tão retrógrado" ou "Você não pode entrar no time porque não é bom o suficiente").

Recordo-me de uma negociação, numa manhã de primavera, com a minha filha de seis anos sobre o que vestir para ir à escola. Eram 8:25 da manhã e as aulas já iam começar. Apesar de ser abril estava frio lá fora. Minha filha cruzou os braços e parecia decidida. Seus olhos brilhavam perigosamente.

"Quero usar meu casaco de verão. Não vou usar esse estúpido casaco de inverno."

"Vamos, Marlijn, ou chegaremos atrasadas", falei.

"Não vou à escola se não puder usar o meu casaco de verão." Rapidamente a raiva tomou conta dela. E ela se dirigiu ao armário para procurar o casaco. Eu agarrei seu braço, mas ela se desvencilhou e começou a gritar: "Não quero ir para a escola! Está me machucando!"

É claro que não tinha intenção de machucá-la. Mas e agora? As aulas começariam em três minutos. Chegaríamos atrasadas.

Aí percebi que ela estava subjugada pela raiva e precisava de minha ajuda. Com ela, poderia se libertar sozinha. Chamei-a por seu nome e disse:

"Marlijn, posso ver que está cheia de raiva. Não tem problema!"

Vi um brilho de interesse em seu olhar. Então a raiva não era um problema.

"Será que você e sua raiva poderiam pegar o casaco de inverno e ir para a escola comigo?"

Ela concordou e saímos. A tempestade tinha se dissolvido. Chegamos um pouco atrasadas, mas não foi nenhum problema. Depois da escola haveria coisas totalmente diferentes para nos tomar a atenção.

Entrando e saindo do rodamoinho

Oferecemos três exercícios que podem nos ajudar a escapar do rodamoinho com facilidade, mesmo quando estamos dentro dele.

Quando estiver exercitando "O botão de pausa" (exercício 5), crianças podem aprender a parar e a verificar cuidadosamente como estão se sentindo. Olhar para dentro de si com curiosidade e sem preocupação de julgar, em vez de se concentrar no que está acontecendo do "lado de fora", pode ser muito revelador. Como muitos de seus pais, crianças têm uma tendência de emendar uma coisa na outra — da escola para o esporte, e daí para o dever de casa, seguido por assistir à televisão, sem parar um minuto para refletir como estão se sentindo. Ao apertar o botão de pausa com frequência, nós nos permitimos o tempo e espaço para reparar no que estamos respirando e no que está acontecendo dentro de nós. Tão logo reparemos nisso, abre-se para nós escolhas: continuar o que estamos fazendo, ou dar uma pequena pausa, ou, ainda, fazer outra coisa qualquer.

O exercício 6 é sobre percepção e experimentação. Como lidar com essas emoções sem que as suprimamos, ignoremos ou deixemos que levem a melhor?

O exercício 7 oferece às crianças a oportunidade de viajar para um lugar seguro em seu mundo interior — um lugar maravilhoso onde podem ser elas mesmas sem restrições.

EXERCÍCIO 5, O "BOTÃO DE PAUSA", 6, "PRIMEIROS SOCORROS PARA EMOÇÕES DESAGRADÁVEIS", E 7, "UM LUGAR SEGURO"

5/6/7

Ao fazer esses exercícios com seus filhos, você os encoraja a aceitar as emoções tal como são sem reagir prontamente. Com o tempo, as crianças verão que não é preciso temer a intensidade das emoções. Elas apenas estão ali, algumas vezes se demoram um pouco e tornam a desaparecer. Assim como nem todo mundo numa festa é seu melhor amigo, algumas emoções geram sensações mais agradáveis em seu corpo do que outras. Mas, uma vez que as conheça melhor, descobrirá que não são tão ruins e que elas até mesmo podem oferecer qualidades surpreendentes.

Como fazer isso em casa

COMO SE SENTE NESTE EXATO MOMENTO?
Você pode ajudar seu filho a exercitar a identificação dele com todas as diferentes emoções que sente e ensiná-lo a nomeá-las. Seu filho pode apontar para a figura de um sapo que corresponda a sua emoção. Você pode demonstrar interesse e conversar sobre a emoção, usando perguntas como essas:

- Onde, no seu corpo, você está sentindo isso?
- Como gostaria de reagir a isso?
- Você consegue se concentrar na emoção e ficar assim por algum tempo, da mesma forma que faria se sentasse com seu animal de estimação ou seu melhor amigo?

Aceitar a emoção da maneira e no momento em que acontece desenvolve a capacidade de reconhecê-la:
"Sim, é assim que sinto a raiva, e é assim que sinto medo."
"Já eu sinto a tristeza de outra maneira. Posso me concentrar nela. Isso me ajuda."
Crianças se beneficiam de reconhecer que sobreviverão a emoções fortes e não serão esmagadas por elas.

É igualmente importante que seus filhos vejam e respeitem seus sentimentos de preocupação,

frustração, impaciência, tristeza e cansaço. Às vezes, você tem energia para um último game ao fim do dia. "Certo, mas este será o último!"
Outras vezes você não tem vontade de jogar. Você está cansada demais e só quer sentar e relaxar. E isso também está bem.

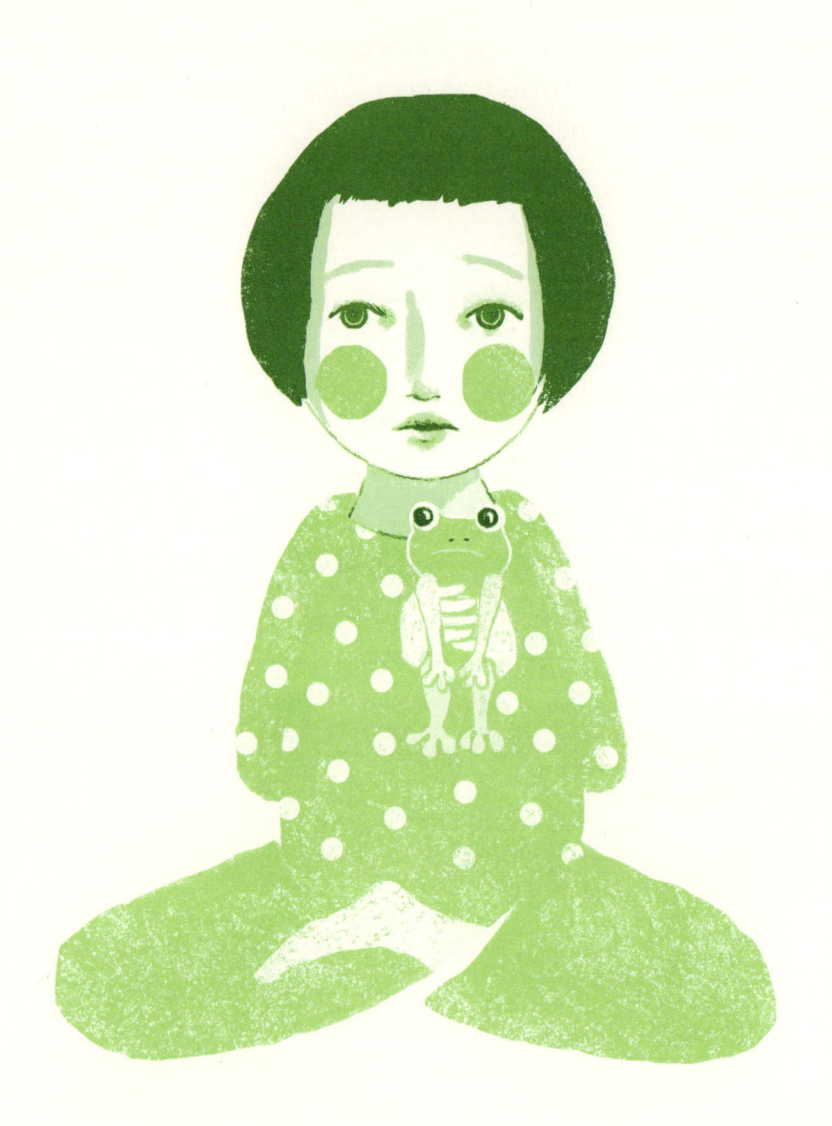

8
A ESTEIRA ROLANTE DAS PREOCUPAÇÕES

As preocupações começam tão logo você queira que as coisas sejam diferentes do que são.

"Eu me preocupo que não me permitam visitar a minha tia. Meus pais brigaram com ela e agora não me deixam mais vê-la. É minha tia favorita. Minha cabeça fica dando voltas e me faz ter dores de cabeça."

"Frequentemente não consigo dormir pensando em tudo que posso ter feito de errado. Fico muitas

vezes com vergonha e começo a pensar nisso também."

"Me preocupo muitas vezes com meu pai. Não o vejo muito porque ele mora na França, e é muito longe."

Nos preocupamos muito, mesmo que muitas vezes não estejamos cientes de nossas preocupações e sua conexão com nossas ideias, nossos pensamentos, nossas opiniões ou nossa dúvida a respeito das coisas. Podemos achar que resolvemos o problema ao nos preocuparmos, mas isso é errôneo. Ao apresentar seus filhos ao maravilhoso mundo dos pensamentos, você poderá ensiná-los a ter alguma influência sobre eles. Você pode dar as seguintes sugestões:

- Não acredite em todos os pensamentos (o pensamento "Nunca tirarei uma boa nota", por exemplo, não é verdadeiro).
- Entenda que você *não é* a soma de seus pensamentos ("Tenho certeza de que não sou boa, bonita ou engraçada o suficiente").
- Anote as suas três preocupações mais constantes.
- Repare quando suas preocupações ocorrerem nos próximos dias, de forma distanciada. Se observá-las sem necessariamente levá-las a sério, suas preocupações podem desaparecer automaticamente, como uma chama sem o oxigênio. Isso dito, alguns pensamentos são recorrentes. São esses os

que merecem atenção especial. Eles podem ter uma causa profunda que exija ser investigada, analisada e compreendida antes que possamos superá-la.

O que são pensamentos?

Pensamentos são como vozes dentro de nossa cabeça. Como um contador de histórias muito bom que não queremos que pare, esta voz não cala nunca. Interfere em tudo e tem uma opinião sobre tudo: você, o resto do mundo, suas roupas, o que você come ou o que devia ter feito. Temos pensamentos sobre o que achamos difícil ou divertido, sobre o que queremos fazer e quem queremos ser, ou sobre aquele caso irritante da semana passada, sobre o passado, presente e futuro. Tudo passa na esteira rolante das preocupações.

Alguns pensamentos são sobre nós mesmos.

"Não consigo tirar a prova de amanhã da minha cabeça e a ideia de que vou me dar mal."

Alguns são sobre as outras pessoas:

"Muitas vezes me preocupo com pessoas em outras partes do mundo. No noticiário, vi pessoas soterradas sob grandes pedras depois de um terremoto. Isso é tão triste! Queria poder fazer alguma coisa, mas não sei o quê."

Ou ainda:

"Aquele cara é um perdedor: ele tem uma aparência terrível."

Pensamentos e emoções costumam andar juntos. Eles raramente se enfrentam, mas costumam ficar se perseguindo. Um exemplo disso é:

"Eu ainda me sinto triste sobre mudar para a casa nova, mas acho que estou sendo infantil e, por isso, não digo nada."

Como pai, você pode estar aliviado que seu filho não comente sobre a mudança, mas, devido à recorrência do pensamento, a tristeza é perceptível. Isso merece atenção.

A esteira rolante pode parar? Podemos dar uma pausa nos pensamentos?

Muitas pessoas se perguntam se é possível parar seus pensamentos, e é divertido fazer este exercício em conjunto para tentar descobrir isso. Um membro da família marca quinze segundos. Os demais fecham os olhos e tentam não "pensar em nada".

- Feche os olhos e não pense em nada por quinze segundos.
- O que reparou? Você ficou pensando: "Não vou pensar em nada?"
- Em que estava pensando?

Você simplesmente não pode parar de pensar, e não precisa ser assim. Pensamentos são produzidos sem parar — preocupações, pensamentos raivosos, felizes, engraçados e feios, ideias e planos, soluções e lembranças. Mas, quando estes pensamentos ameaçam sobrecarregar seu filho, você pode ensiná-lo a parar de escutar o ruído e encarar os pensamentos como padrões mentais, como o clima, como nuvens passantes. Ao fazer isso, seu filho aprende que não precisa acreditar em tudo o que pensa, especialmente porque muitos pensamentos não são verdadeiros ("Acho que vou tirar uma nota ruim no teste", "Acho que não vou ser convidada", "Acho que sou horrorosa").

Antes de trabalhar em seus pensamentos, você precisa conhecê-los. Do que tratam? O exercício seguinte pode ajudá-lo a descobrir.

Observando seus pensamentos

Sente-se à mesa com algumas pessoas. Uma pessoa faz as perguntas, as demais pensam. O entrevistador faz algumas perguntas (do exemplo ou uma que ele/ela mesmo/mesma formulou), e os pensadores "ativam" a esteira rolante produzindo imediatas respostas em suas cabeças. Que pensamentos passaram por ali? Eram acompanhados de imagens? Você pode demorar cinco segundos com cada resposta.

1. Qual sua comida favorita?
2. O que o faz particularmente feliz?
3. Você se preocupa com o quê?

4. Quando você deixa seus pensamentos correrem soltos, sobre o que pensa? (Leve vinte segundos desta vez.)

Pensamentos não param nunca. Mas você pode escolher se vai acompanhá-los, ou apenas observá-los, por um breve instante, antes de deixá-los seguir adiante. Você escolhe se vai acreditar neles ou apenas reconhecê-los como amigos de longa data que volta e meia aparecem sem ser convidados e contam lorotas. Uma vez que a observação de seus pensamentos lhe dá uma medida de como eles tentam direcioná-lo (para perto do armário da cozinha onde a batata frita é guardada tão logo você pense nelas, ou para um minuto de desesperança quando se lembra do dever de matemática que você simplesmente não consegue fazer), você começa a entender como a sua cabeça funciona.

Com o que você se preocupa?

Todos nós temos preocupações de vez em quando. Nestas ocasiões, nossa mente nos leva para lugares onde a dúvida, o medo e a falta de confiança se escondem. Algumas vezes, os pensamentos não param de dar voltas e nos mantêm acordados à noite.

Mas sobre o que são eles? De maneira a identificar os pensamentos preocupantes, você pode fazer o seguinte exercício com seu filho e perguntar a ele quais dos pensamentos aqui listados aparecem de forma ocasional e quais são mais frequentes. As crianças podem anotar o pensamento correspondente a cada tópico da lista em um caderno. Isto nos permite vislumbrar os padrões fixos de pensamento e as reações habituais a eles.

Peça à criança para completar os pensamentos começando com "Às vezes me preocupo com":

1. ser ridicularizado, aí eu penso...
2. não ser bom o suficiente nas coisas, aí eu penso...
3. a discussão que tive, aí eu penso...
4. alguém que está com muita raiva de mim, aí eu penso...
5. a vontade de machucar as pessoas que estão me magoando, aí eu penso...
6. ser querido pelas pessoas, aí eu penso...
7. pessoas e animais morrendo, aí eu penso...
8. (alguma outra coisa), aí eu penso...

Pode ser bom conversar sobre a esteira rolante das preocupações antes de fazer o exercício 8. A hora de dormir é uma boa hora para fazer este exercício. A cabeça em geral se enche de pensamentos assim que o corpo começa a relaxar e não há mais nenhuma distração ou obrigação a cumprir.

EXERCÍCIO 8, "A ESTEIRA ROLANTE DAS PREOCUPAÇÕES"

8

Primeiros socorros para as preocupações

Este exercício ensina as crianças a desviar a atenção para fora da cabeça e a se distanciarem dos pensamentos que as assolam. Elas podem sentir que estão baixando sua atenção como uma aranha miúda num fio. Baixando cada vez mais, todo o caminho até o abdome. Não há pensamentos no abdome, apenas a respiração — o movimento tranquilo da respiração. Lá dentro do abdome tudo está calmo. Não há preocupações. Não há desentendimentos. Apenas paz e silêncio profundo.

Sempre que seu filho estiver preocupado, basta que ele faça duas coisas:

1. perceber que está preocupado;
2. sair de sua cabeça e se concentrar no abdome.

Como fazer isso em casa

Aqui demonstramos algumas estratégias para acalmar preocupações:

A CAIXINHA DE PREOCUPAÇÕES
Para crianças com dificuldade em fazer o exercício de primeiros socorros para as preocupações e que prefiram fazer algo manual, uma caixinha bonita

e decorada para guardar as preocupações pode funcionar. Antes que seu filho se prepare para dormir, você pode perguntar se ele está chateado com alguma coisa. Se tem alguma preocupação. Se alguma coisa o está incomodando. Pensar sobre as preocupações (em vez de evitar pensar nelas) revelará a natureza delas. Esses pensamentos poderão ser colocados dentro da caixa. A tampa se abre, as preocupações entram, e a tampa torna a se fechar. Seu filho pode ver a caixinha de preocupações em algum lugar na prateleira do quarto, de uma certa distância, assim ele perceberá que elas não estão mais em sua cabeça.

9
SER GENTIL FAZ BEM

Gentileza é uma das qualidades mais poderosas que alguém pode ter. É como uma chuva miúda que cai sobre tudo e não exclui lugar algum. Apenas cai.

Gentileza não julga e é inclusiva, se for genuína. Gentileza comove e permite que você cresça e aprenda a confiar em si mesmo e nos outros. Gentileza para com você mesmo ou para com os outros consola, cura e o ajuda a ser mais aberto e equilibrado, mesmo quando as coisas parecem difíceis ou desesperadoras.

Esta é uma história interessante sobre o poder curativo da gentileza.

No setor de pediatria de um grande hospital universitário, com três enfermarias, os jovens pacientes de uma delas estavam respondendo muito melhor ao tratamento do que os que estavam nas demais. Ninguém sabia por quê. O quadro clínico de todos era igual, assim como suas idades. A medicação também era parecida.

Os médicos pesquisaram, mas a razão permaneceu obscura. No final, a diferença acabou sendo atribuída à gentileza humana. Em uma das enfermarias, uma mulher da limpeza, oriunda do Suriname, passava o esfregão no chão todos os dias. Ao passar pelas camas das crianças, ela ia cantando canções de ninar do Suriname e escutava as perguntas e as histórias, e carinhosamente afagava os cabelos dos jovens pacientes. Sua alegria, afabilidade e amor incondicional, ao que tudo indica, ajudavam as crianças a se recuperarem mais rápido do que as das outras enfermarias.

As crianças são, normalmente, mais próximas de sua natureza gentil. Confiantes e um pouco sonhadoras ou inquietas, elas vivem um dia de cada vez, felizes com o jeito que as coisas são. Mas há exceções. Por exemplo, um menino de oito anos, chamado Sander, veio ao consultório com sintomas de ansiedade e insônia. Seus pais me contaram que ele tinha sofrido bullying na escola, não de uma maneira aberta, mas de uma forma corrosiva e velada. Tudo começara com um pneu de bicicleta furado. Ninguém sabia quem fora o responsável por isso. Depois o casaco de Sander havia sido mudado de lugar de modo que ele não mais o achasse. E aí pequenos grupos de meninos o cercaram na saída da escola, ridicularizando-o e xingando-o. Sander estava com medo de ir para casa sozinho. Sentia-se impotente, vulnerável e só. Ele insistia em pensar que a culpa era dele mesmo, o que só aumentava sua insegurança. Por sorte, Sander confidenciou isso aos pais. Eles ajudavam quando seu filho tinha insônia e ensinaram a ele como se proteger e assumir o controle da situação. Isso pode não ter reduzido o bullying imediatamente, mas o ajudou a se sentir menos vitimizado. Ele começou a fazer aulas de judô e, permanecendo o menino simpático que sempre foi, passou a reagir de maneira mais assertiva quando os outros meninos começaram a ameaçá-lo.

Vale a pena revidar?

Será que revidar ou retribuir o bullying e os xingamentos seriam uma abordagem mais eficiente? Alguns acham que sim, mas eu discordo. Em última instância, a violência física ou verbal só provocará mais violência, mais antagonismo e problemas por mais tempo. Mas você pode demonstrar que não é um fraco nem um molenga.

Como vimos no caso de Sander, existem outras maneiras de lidar com a intimidação. Não é necessário fugir, nem começar uma briga, mas você ainda assim pode deixar claro, verbal ou fisicamente, que não vai ser empurrado de lá para cá.

Era uma vez, em algum lugar na Terra, uma cobra que estava cansada de gente que gritava e fugia dela. Ela entrou na floresta e perguntou a um velho sábio, que vivia por lá, o que ela devia fazer para que as pessoas tivessem menos medo dela.
O sábio pensou por algum tempo e disse: "Você pode tentar não sibilar ou mostrar suas presas venenosas e fingir ser completamente inócua."
A cobra decidiu tentar, mas o tiro saiu pela culatra. Assim que os moradores do vilarejo perceberam que não corriam mais perigo, começaram a jogar pedras grandes sobre a pobre criatura. A cobra mal escapou com vida e voltou ao sábio. E agora?
O homem mandou a cobra mostrar suas enormes presas e flexionar seus músculos, mas não destilar seu veneno ou machucar as pessoas. Desta vez, os moradores do vilarejo mantiveram uma respeitosa distância, percebendo o poder que a cobra tinha ao deslizar devagar para dentro da vila. Nada aconteceu, mas todos estavam cientes de que havia um risco.

Gentileza é uma habilidade

Ao praticar gentileza durante as classes de Mindfulness na escola, as crianças aprenderam a refletir sobre as pessoas que eram boas e dispensavam para com elas uma especial consideração, e aprenderam a reconhecer o que é ser amado. Muitos pais e mães, madrastas e padrastos, avós e avôs foram mencionados durante os exercícios. Em seguida, as crianças aprenderam que é possível emanar igual fluxo de gentileza, e sentimentos de amor para outros, até mesmo para pais e avós que deixaram de viver.

Você pode enviar pensamentos bons e desejar que outros sejam felizes não importa onde estiverem, a qualquer hora, sempre que quiser. Você pode fazer isso até com você mesmo.

Ser gentil permite às crianças calibrar o compasso de seus corações. As últimas lições de Mindfulness são sobre compaixão.

Uma criancinha durona da pré-escola com o cabelo espetado e um olhar matreiro expressou sua surpresa depois do exercício de compaixão: "Percebi que muita gente me ama, mas", ele apontou para o próprio peito, "não acho que eu seja muito bom. Eu posso ser uma verdadeira peste!" E de repente ele pareceu extremamente pequeno e vulnerável.

SER GENTIL FAZ BEM

Crianças aprendem que, não serem gentis uma vez ou outra, não é o fim do mundo (todos nós ficamos de mau humor e dizemos coisas grosseiras de vez em quando), mas estar ciente de que você não está sendo gentil pode ajudar a entender o próprio comportamento e lhe dar maior liberdade de ação. Assim cada criança se aproxima um pouco mais da compaixão e da construção de um mundo melhor. É bom ser gentil. Para todos, crianças inclusive.

Em outra classe, havia 28 pré-adolescentes exercitando gentileza num ginásio de esportes da escola. Nem uma única criança achou esquisito. Muito sérios, eles ficaram de pé num grande círculo em volta de uma linda e envolvente "roda de elogios".
A primeira criança pegou a bola, falou em voz alta o nome de um colega de turma e disse jogando a bola para ele:
"Acho um barato que, depois de uma briga, você seja sempre o primeiro a tentar fazer as pazes."
"Obrigado", respondeu o receptor, e pensou um instante antes de jogar a bola para uma menina na sua frente, dizendo:
"Gosto de você porque é sempre você mesma. Nunca é boba ou algo do gênero."
Ela abriu um sorriso tímido ao receber a bola e o elogio. E jogou a bola, dizendo:

"Você é especial porque é um amigo de verdade. E um bom ouvinte." Fiquei emocionada quando vi que a bola estava indo em direção a um menino que é um tanto fanfarrão e encrenqueiro na sala de aula. Recebeu sua bola e disse as seguintes palavras: "Acho que você está bem mais gentil este ano."

Depois desses exercícios, as professoras notaram algumas mudanças na sala de aula. Durante uma reunião, expressaram sua surpresa: "Eles estão dando mais espaço uns para os outros." "Frequentemente escuto eles dizendo bacana e que legal quando alguém faz alguma coisa que pensam ser difícil. A atmosfera mudou. Estão se ajudando e temos menos grupinhos."

EXERCÍCIO 9, "UM EMPURRÃOZINHO", E 10, "A CÂMARA SECRETA DO CORAÇÃO"

9/10

"Um empurrãozinho" e "A câmara secreta do coração" irão aumentar a consciência e reflexão nos momentos prazerosos.

SER GENTIL FAZ BEM

Como fazer isso em casa

Todos gostamos de elogios. Não tem preço escutar de alguém que você é bom e que é amado do jeito que é. Também é bom escutar o que a outra pessoa aprecia em você. É o tipo de lembrança que você guardará ainda por muitos anos depois. Tal como joias preciosas, elogios sinceros e comentários gentis são apreciados e guardados — na câmara do coração.

REPARANDO NA SUA FALTA DE GENTILEZA
Você e sua família podem fazer pulseiras a partir de elásticos. Essas pulseiras podem ser usadas no pulso direito, por semanas se necessário, como um lembrete de ser gentil consigo mesmo e com os outros. Sempre que achar que está agindo de forma impensada, ou sendo pouco gentil consigo mesmo, ou desagradável com os outros, você passa a pulseira para o outro pulso. Assim que acontecer novamente, você torna a mudar a pulseira de pulso. Isso o tornará mais consciente de cada falta de gentileza. E em vez de se entregar, você apenas troca a pulseira de pulso com um sorriso no rosto. Repare: os outros não devem interferir no processo e apontar as suas falhas e faltas de gentileza. Você mesmo faz isso.
Este exercício não tem o propósito de lhe dizer que não pode deixar de ser gentil. É para você ter consciência de quando não é gentil. E, assim que perceber a tendência, faça a escolha: continuar ou parar?

CONSIDERANDO O CONTEXTO MAIS AMPLO
Procure alguém próximo de você (em casa ou na escola) que o perturba muito, alguém de quem não goste ou que prefira evitar. Agora passe o dia, secretamente, sem mais ninguém saber, procurando bondade, generosidade, gentileza ou qualquer outro traço positivo nessa pessoa. Ele ou ela pode não se tornar seu/sua melhor amigo/a, mas é bom ver que alguém não é apenas uma casca rude.

GOSTO DE VOCÊ PORQUE...
O exercício seguinte pode ser feito com todos os membros da família que souberem escrever, inclusive o vovô ou a vovó. Os resultados podem ser guardados para sempre. Gentileza não desbota e amor nunca fraqueja; eles continuarão, sempre, tocando o seu coração.
Todos recebem uma folha de papel com o nome dos membros da família. Leve o tempo que for necessário para pensar no que gosta em cada um deles. E depois, para cada nome, escreva uma frase doce, gentil, ou o que, a respeito daquela pessoa, é inesquecível. Dobre a folha e entregue a seu pai ou sua mãe, que guardará as anotações.
Algumas semanas mais tarde, ele ou ela pegará as anotações e compilará uma lista de elogios feitos para cada pessoa. Certo dia todos encontrarão a sua lista pessoal sob o seu travesseiro.
Aquece o coração ler o que não se escuta com

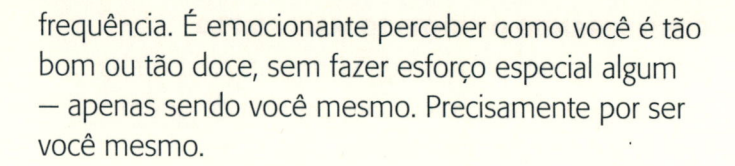

frequência. É emocionante perceber como você é tão bom ou tão doce, sem fazer esforço especial algum — apenas sendo você mesmo. Precisamente por ser você mesmo.

10
PACIÊNCIA, CONFIANÇA E SABER DEIXAR PRA LÁ

Se ao menos tivéssemos a paciência de uma lagarta no casulo, esperando para virar borboleta. Se ao menos tivéssemos a confiança de um recém-nascido. Ou se ao menos tivéssemos a sabedoria de uma folha no outono. Nossas vidas certamente seriam mais fáceis. Há tantas coisas que desejaríamos que fossem diferentes: melhores, mais seguras, mais bonitas, mais fáceis, ou do jeito que costumavam ser. Desapontamento, tristeza, desejo de ser menos solitário, ou incapaz de ver luz alguma no fim do túnel — todos temos estes sentimentos de vez em quando. Nestas horas, o desejo entra em cena, uma vontade bem estabelecida de que as coisas sejam diferentes do que são. Desejos e vontade são importantes. Na verdade, são o primeiro passo na direção de um mundo melhor, mais seguro, ou uma boa saúde. Desejos e vontade são saudáveis, mas podem ser bem difíceis também.

Eles ficam desviando sua atenção para o que você não tem, em vez de fazer você olhar para o que tem. Como lidar com eles sem cair na "armadilha" daquilo que você deseja muito, mas não pode ter?

O que é o desejo?

Como pai você pode ver um imenso desejo no seu filho. O desejo que algo pare (uma implicância, um desentendimento com um amigo, uma doença, aquelas terríveis espinhas vermelhas, engordar) ou por um feito a ser alcançado (uma boa nota na prova, uma apresentação em sala bem-sucedida, mais confiança). Em muitos casos, estes desejos podem se realizar a partir de uma ação: o trabalho duro, o treino constante, uma dieta melhor, dominar contas difíceis. Mas e o desejo que não depende de você, como a recuperação de uma doença grave ou o desejo de seu filho de passar mais tempo no aniversário dele com o pai que mora longe?

Algumas situações não podem ser mudadas facilmente, nem com a maior boa vontade do mundo, porque são do jeito que são. Então será que não há nada que possamos fazer para obter um muito desejado final feliz ou mudança de situação? Por sorte existe sim! Você sempre pode mudar sua atitude diante da situação, e visões podem ajudá-lo. Não visões de pesadelo, mas de sonhos.

Em seu cinema interior

Todos temos capacidade de ver filmes dentro de nossas cabeças quando fechamos os olhos. Às vezes são apenas imagens desconectadas e aleatórias. Às vezes são filmes inteiros, fazendo você se sentir como se estivesse num cinema particular, em que outro alguém tem o controle, ligando e desligando os filmes. Você "vê" um cara de meter medo subir na sua janela no meio da noite, ou você se "vê" levando bomba repetidas vezes em uma determinada prova importante.

Somos responsáveis por gerar todas essas imagens, muitas vezes de forma rotineira e inconsciente. Por si mesmas, estas imagens não têm valor algum, a não ser aquele que você lhes atribui. Mas, se sua mente pode gerar imagens aterrorizantes (pesadelos), será que ela também pode gerar imagens bonitas (sonhos)? Sim. Acessando esta habilidade específica da sua mente, você pode gerar imagens lindas e agradáveis, exatamente como o diretor de um filme de verdade.

Uma menina de seis anos ganha uma bicicleta de aniversário. Para surpresa de seus pais ela monta e sai pedalando sem o menor esforço. Quando perguntam a ela como aprendeu tão rápido a andar de bicicleta ela responde: "Ficava imaginando como seria. Na minha cabeça, eu me via pedalando."

Quando Saskia, do nono ano, fez uma apresentação, ela foi mais bem-sucedida do que das vezes anteriores. Pouco antes, ela fizera "O exercício do sapo", que a ajudou a relaxar. Ela passara as semanas anteriores se imaginando diante da turma, relaxada e firme, e cheia de autoconfiança. Só precisou despender dois minutos por dia nessa preparação.

Escolhendo de forma deliberada imagens interiores, você pode descobrir qualidades insuspeitas. Não se espera que essas imagens compensem nada, funcionem como uma varinha mágica ou alcancem o impossível. Elas apenas capturam o que já existe em você e que quer fortificar, melhorar ou aprender a confiar — tal como um artista que consegue enxergar o potencial em um bloco de pedra, propulsionando sua mente a visualizar o que precisa ser cinzelado com precisão.

Visualizando o desejo de seu coração

Quando pergunto para crianças a respeito do desejo de seus corações, ouço histórias comoventes sobre grandes desejos frequentemente secretos. Elas pensam neles quando estão na cama, mas raramente falam deles, seja porque estão convencidas de que a situação não oferece esperança alguma, seja porque têm receio de impingir mais dor a seus pais sobrecarregados.

"Minha mãe me diz para aprender a viver com o fato de que sou doente e não vou me curar, mas não sei como fazer isso!"

"Quero que meus pais voltem a se falar. Estão divorciados e não se falam direito há quase um ano."

"Não quero mais ser doente. Quero ser como qualquer outra criança. Sinto muita saudade do meu avô, queria que ele ainda estivesse vivo."

Mesmo diante de desejos aparentemente inalcançáveis, as imagens podem ser usadas com eficácia — não baseadas na vontade de manipular a realidade, mas com base na sabedoria e no conhecimento de que cedo ou tarde as coisas mudam. Algumas vezes é nossa atitude diante da situação que as faz mudar, em outras é a própria situação que se altera. Em geral não há como prever. Mas a mudança acontecerá. Sempre acontece. O exercício a seguir pode ajudar.

A árvore dos desejos

Uma linda técnica antiga apresenta às crianças o processo da paciência, da confiança e do desapego. Ela as ajuda a visualizar seus desejos, ensinando-as a ter fé na mudança e encorajando-as a se desapegar — desapegar do controle do desejo e das coisas que não podem influenciar. Eventualmente, elas entenderão que, se pararem de ser obcecadas com isso, a mudança se torna mais provável.

Sente-se ereta e confortavelmente. Pode fechar ou semicerrar seus olhos. Sentado desta maneira você poderá se concentrar no ritmo da sua respiração. E concentrar-se no ritmo de sua respiração é sempre uma coisa boa. Ajuda a trazê-lo para o presente, para onde está sentado neste momento. Neste exato lugar. Acompanhe o ritmo de sua respiração por algum tempo. Sinta o movimento familiar de sua respiração. O ar entra e sai... novamente.

Quando estiver pronto, imagine-se em um lindo lugar na natureza. Pode ser um lugar onde já esteve antes ou um lugar imaginário... lentamente olhe à sua volta e veja onde está. Este lugar é bonito e silencioso. É seguro e agradável e tem uma vista linda. O que você vê?

Se olhar para longe, verá uma árvore velha. Por que não vai até ela? É uma árvore linda e muito especial. É uma árvore dos desejos e está ali há mais de um século. A árvore é larga e sólida. Tem um tronco grosso e bonito e galhos grandes com folhas verdes brilhantes. Se olhar com atenção verá pombas brancas pousadas nos galhos. Algumas estão agrupadas, outras sozinhas. São muitas.

Cada pomba pode atender a um desejo de seu coração. Não prontamente, mas quando chegar a hora. E não qualquer desejo, mas apenas os que vêm do coração e são realmente importantes para você. Agora leve o tempo necessário para deixar que um desejo aflore a seu tempo, vindo direto do coração. Não é preciso pensar nele, apenas espere que aflore. Pode ser um sentimento ou uma ideia. Pode ser algo que você jamais tenha mencionado a ninguém.
O que está aflorando?
Assim que souber, chame, sem que ninguém possa escutá-lo, uma das pombas. Deixe que ela pouse na sua mão e traga-a para junto do seu peito. Diga para a pomba qual o desejo profundo do seu coração. Ela o compreenderá. Confie seu desejo à pomba e a solte. Deixe que se vá. E a observe voar e se afastar para bem longe, a caminho de satisfazer o seu profundo desejo. Talvez não hoje, ou amanhã. Talvez nem na semana que vem. Mas fique tranquilo que as coisas mudarão. Nem sempre da forma que você queria, nem sempre tão rápido quanto desejou, mas em geral de uma maneira melhor do que antecipou. Certo dia você perceberá a mudança, talvez quando parar de pensar nela. Tenha fé. Tenha fé e deixe o desejo e as imagens que o acompanham partir. Calmamente, abra seus olhos e fique sentado por mais algum tempo.

PACIÊNCIA, CONFIANÇA E SABER DEIXAR PRA LÁ

É importante que converse sobre a meditação da árvore dos desejos com seu filho. Pergunte sobre o que sentiu e aceite o que quer que ele queira comentar.

> *Uma menina de onze anos fala de sua mãe ausente, que faleceu. Durante a meditação da árvore dos desejos, a menina exprimiu um desejo forte de revê-la. Perguntei onde ela sentia o desejo quando pensava na mãe. Seu rosto se suavizou e ela pareceu muito doce quando respondeu:*
> *"Sinto no meu coração."*
> *"Você consegue vê-la quando pensa nela?"*
> *"Rapidamente, em um círculo luminoso."*
> *Digo a ela que pode direcionar sua atenção para seu coração para ver sua mãe, todos os dias, sempre que quiser. Pergunto se não gostaria de fazer um desenho de sua mãe dentro do seu coração.*
> *Três semanas mais tarde ela orgulhosamente me mostra o desenho. Está pendurado acima de sua cama. O terrível sentimento de perda se transformou em outra coisa. Aceitação. Todos os dias, antes de se deitar, ela conversa com a mãe. E, de repente, gosta um pouco mais da nova namorada do pai.*

> *Uma menina que sofreu bullying na escola falou para sua mãe sobre a árvore dos desejos. Seu desejo mais profundo era não sofrer mais bullying.*

A mãe que não sabia do bullying entrou em ação imediatamente. Visitou a escola para falar sobre o assunto. A escola respondeu de forma positiva e marcou uma reunião com a menina que fez o bullying e a professora da turma. O bullying não voltou a acontecer. Um desejo pode se tornar realidade com esse tipo de velocidade.

Paciência, confiança e desapego têm um papel importante em cada desejo, sejam eles grandes ou pequenos. Paciência, porque há um momento certo para cada coisa. Confiança, porque você sabe que a mudança sempre virá. E, finalmente, o desapego, porque você vai ter que abrir mão da necessidade de manipular e controlar o processo, abrir mão da ideia de que as coisas terão que ser feitas do seu jeito. Este processo de abrir mão do controle não é particularmente fácil, mas lembre-se: abrir mão não é o mesmo que desistir.

Estamos inclinados a pensar que entregar o controle equivale a desistir do desejo de mudança e aceitar as coisas como são. Nada podia estar mais distante da verdade. Aceitação como resultado de conhecimento na verdade abre portas. Somos liberados quando entendemos que a mudança não está associada ao *querer* que algo seja diferente, ou manipular, ansiar, ou exigir uma alteração, mas ao *conhecimento* de que algo será diferente. Virá o que for possível. E você terá a liberdade de escolher como vai lidar com tudo que acontece na sua vida e na dos seus filhos, independentemente da força e altura das ondas, como o menininho da história a seguir.

PACIÊNCIA, CONFIANÇA E SABER DEIXAR PRA LÁ

Era uma vez um menino que queria ser surfista. Ele só tinha dez anos, morava muito longe do mar e não tinha dinheiro para comprar a prancha. Mesmo assim, sonhava com isso. Noite e dia. Com seus olhos fechados ele podia se ver surfando nas ondas. Podia até mesmo sentir as ondas. Ele podia sentir o cheiro do mar e a tensão em seus músculos. Concentrando-se de verdade e alternando seu ponto de equilíbrio, imaginava-se surfando nas ondas. Era bem empolgante. Ele conseguia fazer isso cada vez com maior frequência. Agora. Esta onda é minha. Esta aqui. Uau! É isso aí. Que barato! Mas será que ele seria capaz de surfar de verdade algum dia? Certo dia seus pais saíram de férias com ele. Foram para a Côte Sauvage, na Bretanha, na França. Ele não tinha ideia de onde ficava isso, mas depois de uma viagem de carro de dez horas eles chegaram ao destino, sentindo-se encalorados e cansados. Assim que saltou do carro, ele sentiu o cheiro da maresia. Entusiasmado, correu para a praia, e o que viu à luz noturna foi incrível. Vários rapazes estavam deitados dentro d'água. Como pequenas morsas, estavam esperando a onda certa. Assim que uma bela onda se ergueu, eles rapidamente remaram para a crista e subiram nas pranchas para descer nela. Um dos meninos surfou até a praia e gritou: "Quer experimentar? É um barato. Já fez isso antes?"

O menino respondeu, timidamente:
"Não, nunca, mas adoraria tentar."
O surfista lhe entregou a prancha. Era linda!

Branca e com um pequeno golfinho azul no fundo. O menino agarrou a prancha, determinado a fazer uma tentativa. Ele remou pela rebentação com alguma dificuldade, como tinha feito tantas vezes em sua imaginação. Ao sinal da primeira onda alta, ele ficou de pé, plantando os pés com firmeza na prancha. Segurou a respiração. Será que daria certo? Sim, daria. Estava indo muito bem. Ele sonhara com isso. Era o que costumava ver quando fechava seus olhos e se imaginava surfando. E agora seu sonho estava se tornando realidade. É claro que ele ainda tinha muito que aprender. E nem sempre a primeira tentativa é fácil, mas, porque ele realmente queria surfar, foi melhorando cada vez mais.

Esse menino é hoje um instrutor de surfe famoso em Scheveningen, na costa da Holanda, onde dá aulas de surfe para centenas de crianças. Ele as ensina a confiar e entregar, além de surfar. Confiar que o momento certo vai chegar. O agora. Confiar que a próxima onda sempre virá. E abrir mão da ideia de que as ondas devam ser exatamente da forma que queremos.

Surfar as ondas da vida lhe dão a compreensão de si mesmo, mas também do mundo em constante transformação do qual você faz parte.

Boa sorte com os exercícios e que eles ajudem você e seus filhos a viverem suas vidas mais conscientes, relaxados e confiantes.

PACIÊNCIA, CONFIANÇA E SABER DEIXAR PRA LÁ

AGRADECIMENTOS

Com paciência, mente aberta e fé absoluta, Wim e Willy van Dijk, Henk Jansen, Jolan Douwes, Leo Bras, Bea van Burghsteden, da associação NIS de escolas de Amersfoort, a KPOA (Fundação Católica para a Educação Primária), trezentos alunos, professores e conselhos de várias escolas em Amersfoort e Leusden, na Holanda, me hipotecaram seu apoio, me ofereceram suas críticas construtivas e me convenceram a escrever este livro. *Quietinho feito um sapo* os sensibilizou. O sapo em si deve sua aparência inequívoca a Mirjam Roest.

A meus filhos e netos, que são uma fonte diária de inspiração para mim. Volta e meia eles me ensinam que nada no processo de desenvolvimento pode ser considerado como garantido — e que o amor vence tudo.

A meu marido, que lê cada linha que escrevo, com infinita paciência, mente aberta e uma sabedoria inata. Sua crítica construtiva sempre simplifica, esclarece e melhora meu texto. Sou grata pelo nosso bom relacionamento e nosso singular equilíbrio espiritual.

Também gostaria de agradecer à minha editora Beth Frankl, da Shambhala Publications. Seu conhecimento e orientação se provaram absolutamente valiosos. Myla e Jon Kabat-Zinn foram de enorme ajuda na produção da versão em inglês deste livro. Foi Jon quem, por recomendação do meu colega Joke Hellemans, levou o livro holandês para os EUA. O empenho deles, sua crença e sua bondade sempre presente, bem como ajuda na tradução, tornaram-na possível em língua inglesa. Tanto a nível pessoal como no meu papel de professora de Mindfulness, foi um privilégio trabalhar com eles. Foi inspirador e inesquecível.

Obrigada, muito obrigada a todos por sua ajuda.

BIBLIOGRAFIA

Ferrucci, Piero. *What We May Be: The Vision and Techniques of Psychosynthesis.* Nova York: Aquarius, 1990.

Fontana, David e Ingrid Slack. *Meditating with Children: A Practical Guide to the Use and Benefits of Meditation Techniques.* Rockport, Mass.: Element Books, 1997.

Judith, Anodea. *Wheels of Life: The Classic Guide to the Chakra System.* Woodbury, Minn.: Llewellyn Publications, 1987.

Kabat-Zinn, Jon. *Full Catastrophe Living: Using the Wisdom of Your Body and Mind to Face Stress, Pain, and Illness.* Nova York: Delta, 1990.

Kabat-Zinn, Jon e Myla Kabat-Zinn. *Everyday Blessings: The Inner Work of Mindful Parenting.* Nova York: Hyperion, 1998.

Kornfield, Jack. *The Wise Heart: A Guide to the Universal Teachings of Buddhist Psychology.* Nova York: Bantam Dell, 2009.

SOBRE A AUTORA

Eline Snel (nascida em 1954) vem trabalhando como uma terapeuta autônoma desde 1980. Por mais de vinte anos ela vem desenvolvendo programas de treinamento em meditação e Mindfulness. Em 2004, ela começou a ministrar cursos de oito semanas em Mindfulness para adultos, pais e filhos, assim como para educadores e profissionais de saúde. Eline é fundadora e dona da Academia para o Ensino de Mindfulness (AEM) em Leusden, Holanda, onde ela e suas colegas ensinam aos professores o Mindfulness para crianças. O curso oferece aos profissionais a oportunidade de aprender e aplicar o programa "Mindfulness é importante" a crianças e adolescentes entre quatro e dezenove anos de idade. Eline também ensina o método na Bélgica, França e Alemanha. Mais informações estão disponíveis no site www.academyformindfulteaching.com e www.elinesnel.nl. Para o treinamento de crianças por instrutores da AEM, veja www.elinesnel.com

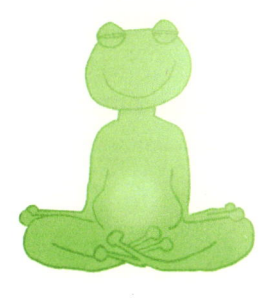

EXERCÍCIOS

(Disponíveis em: www.rocco.com.br/especial/quietinho-feito-um-sapo)

1. QUIETINHO FEITO UM SAPO
Meditação básica (para crianças entre 7 e 12 anos)

2. O SAPINHO
Meditação básica (para crianças entre 5 e 12 anos ou para qualquer um que busque uma versão mais curta ou mais simples do exercício 1)

3. ATENÇÃO NA RESPIRAÇÃO
Direcionando e alternando sua atenção (para crianças entre 7 e 12 anos ou mais)

4. O TESTE DO ESPAGUETE
Relaxamento (para crianças entre 5 e 12 anos ou mais)

5. O BOTÃO DE PAUSA
Como não reagir sem pensar (para crianças entre 7 e 12 anos ou mais)

6. PRIMEIROS SOCORROS PARA EMOÇÕES DESAGRADÁVEIS
(para crianças entre 7 e 12 anos ou mais)

7. UM LUGAR SEGURO
Visualização (para crianças de todas as idades)

8. A ESTEIRA ROLANTE DAS PREOCUPAÇÕES
Quando os pensamentos não param de dar voltas (para crianças entre 7 e 12 anos ou mais)

9. UM EMPURRÃOZINHO
Quando as coisas parecem desalentadoras (para crianças entre 5 e 12 anos)

10. A CÂMARA SECRETA DO CORAÇÃO
Exercitando a gentileza (para crianças entre 7 e 12 anos)

11. DURMA BEM
(para crianças de todas as idades)